Eine andere Art der Raucherentwöhnung,
sanft und stressfrei

Dieser Ratgeber basiert auf den persönlichen Erfahrungen des Autors im Umgang mit seiner Nikotinabhängigkeit. Nach einer 52-jährigen Raucherkarriere und unzähligen Versuchen ist ihm 2017 der Sprung zum Nichtraucher gelungen. Seine Entwöhnungsstrategie hat es ihm diesmal ermöglicht, sanft und ohne Stress dauerhaft mit dem Rauchen aufzuhören.

Ein derart entspannter Übergang zum Nichtrauchen war nur möglich, weil die gewählte Entwöhnungsstrategie sowohl die körperliche als auch die psychische Seite der Nikotinabhängigkeit berücksichtigte. Voraussetzung dafür war die Schaffung einer entspannten Atmosphäre, in der Entzugssymptome weitgehend ausblieben.

Die Entwöhnungsstrategien, die in diesem Buch thematisiert werden, lassen sich in drei Schwerpunkte unterteilen:

• Neutralisierung der Entzugssymptome
• Aufbau eines neuen Lebensstils
• Schaffung eines langfristigen Ersatzes für das Rauchen

Es gibt eine andere Art, mit dem Rauchen aufzuhören – schonend und mit so gut wie keinen Entzugserscheinungen. Man muss nur wissen, wie es geht, und genau das steht im Mittelpunkt dieses Ratgebers.

FERNANDO WAMBIER

Eine andere Art der Raucherentwöhnung, sanft und stressfrei

Ein ehemaliger Langzeitraucher verrät,
wie der Rauchstopp schonend und
dauerhaft gelingen kann

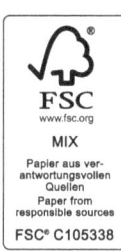

Bibliografische Information der Deutschen Nationalbibliothek:
Die Deutsche Nationalbibliothek verzeichnet diese Publikation
in der Deutschen Nationalbibliografie;
detaillierte bibliografische Daten sind im Internet
über dnb.dnb.de abrufbar.

www.fernando-wambier.com
fw@fernando-wambier.com

Cover und Satz: BoD – Books on Demand

Verlag: BoD – Books on Demand GmbH, In de Tarpen 42,
22848 Norderstedt:
Druck: Libri Plureos GmbH, Friedensallee 273, 22763 Hamburg

ISBN 978-3-7597-4331-2

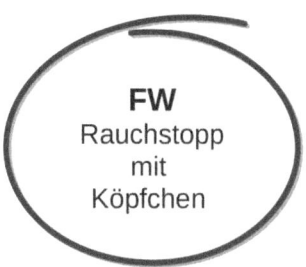

Direkt zur Sache – Ihr Einstieg in den Ausstieg ...

Sie möchten entspannt mit dem Rauchen aufhören?

Dann sind drei Dinge angesagt:
- Auswahl eines Hilfsmittels, um die Entzugserscheinungen zu unterdrücken
- Einen neuen Lebensstil aufbauen
- Einen Ersatz für das Rauchen finden

So können Sie in kurzer Zeit und ohne Stress von der Zigarette wegkommen. Versprochen!

Der Autor

Inhalt

APPENDIX   189

Hinweis

Die Informationen in diesem Ratgeber ersetzen nicht die Beratung oder Behandlung durch medizinisches oder anderes Fachpersonal.

Vorwort

„Natürlich ist es leicht, mit dem Rauchen aufzuhören, sagen manche. Man muss es nur wollen!"

Doch die Realität sieht anders aus. Allein der Wille und die Motivation reichen nicht aus, um dauerhaft vom Rauchen loszukommen. Dazu braucht es mehr. Ich bin seit 2017 Nichtraucher und blicke auf eine 52-jährige Raucherkarriere zurück. Ich weiß, wie schwierig es manchmal sein kann, ein neues Leben ohne Zigaretten zu gestalten. Die Tatsache ist, dass der Rauchstopp ohne einen realistischen Plan früher oder später zum Scheitern verurteilt ist.

Im Mittelpunkt dieses Ratgebers steht ein Aktionsplan, der Ihnen zeigt, wie Sie sanft und entspannt mit dem Rauchen aufhören können.

Der Aktionsplan besteht aus folgenden Bausteinen:
• Neutralisierung der Entzugssymptome
• Aufbau eines neuen Lebensstils
• Schaffung eines langfristigen Ersatzes für das Rauchen

Die Tipps und Übungen in diesem Ratgeber helfen Ihnen, diese drei Bausteine in Ihr bisheriges Raucherleben zu integrieren. So wird der Rauchstopp zu einem sanften und stressfreien Erlebnis!

Hinweis: Sparen Sie Ihre Kräfte für das Wesentliche. Sie können bis zum Rauchstopp-Tag so viel rauchen, wie Sie möchten.

Ich wünsche Ihnen viel Erfolg. Diesmal schaffen Sie es!

Der Autor
Hamburg im Frühling 2024.

Einleitung

Rauchen ist Kopfsache. Deshalb muss die Raucherent-wöhnung dort ansetzen.

Meine ersten Erfahrungen mit Zigaretten stammen aus meiner Jugend, als ich 13 Jahre alt war. Kürzlich habe ich nachgerechnet und festgestellt, dass ich in fünf Jahr-zehnten die beeindruckende Zahl von fast einer halben Million Zigaretten geraucht habe.

Trotz meiner 52-jährigen Raucherkarriere hatte ich viel Glück mit meiner Gesundheit und abgesehen von ein paar kleinen »Baustellen« läuft es bei mir gut. Ich bin immer noch fit und gehe jeden Tag mindestens 12 km zu Fuß.

Als ich mit dem Rauchen aufgehört habe, war ich im-merhin schon 65 Jahre alt, und ich bin stolz darauf, dass ich mich bis heute fast 7 Jahre später an meinen Vorsatz gehalten habe. Mein Entschluss, nie wieder zu rauchen, steht so fest wie am ersten Tag. Das Schöne daran ist, dass das Nichtrauchen für mich ein absoluter Normalzu-stand ist und die Zigarette keine Macht mehr über mich besitzt.

Ich bin seit einigen Jahren im Ruhestand, aber immer noch aktiv und arbeite mit großem Engagement an verschiedenen Projekten, die mir viel Freude bereiten.

Was für eine Genugtuung, heute hier zu sein, diese Worte zu schreiben und das Leben mit meiner Familie zu genießen!

Rückblick

Ich war selbst überrascht und empfand es als unglaublich, wie entspannt der Rauchstopp diesmal verlief. Ich frage mich heute noch, warum ich so lange gebraucht habe, um diesen Entschluss in die Tat umzusetzen. Eigentlich wollte ich schon vor Jahrzehnten aufhören, aber bis 2017 habe ich es nie wirklich geschafft. Zweimal habe ich es in den 90-er Jahren etwas länger ohne Zigarette ausgehalten: das erste Mal für 6 Monate, das zweite Mal für 5 Monate. Danach ging es wieder los. Jedes Mal, wenn ich wieder geraucht habe, habe ich mich unwohl gefühlt und war so gestresst, dass ich danach mehr geraucht habe als vor dem Rauchstopp. Anfangs tat ich es heimlich, bis ich es nicht mehr aushielt und mich öffentlich als Raucher outete. Ich weiß noch, wie beschämt ich mich damals fühlte, aber die Macht der Zigarette war stärker als mein Stolz.

In meinen letzten Raucherjahren habe ich fast alle verfügbaren Hilfsmethoden ausprobiert, aber die richtige Lösung für meine Zigarettenabhängigkeit habe ich erst beim letzten Versuch gefunden.

Aus den Erfahrungen der vielen gescheiterten Versuche

habe ich drei Bausteine zur Raucherentwöhnung zusammengestellt und an mir selbst ausprobiert:

- Die Nikotinersatztherapie
- Die Lebensumstellung
- Die Schaffung eines langfristigen Ersatzes für das Rauchen

Diese Strategie hat sich als sehr erfolgreich erwiesen. Auf den folgenden Seiten möchte ich Sie ausführlich darüber informieren, wie das Ganze funktioniert und was im Einzelnen zu beachten ist.

Der Ausstieg

Ein ehemaliger Raucher, der ebenfalls lange gebraucht hat, um mit dem Rauchen aufzuhören, rät mir, mich zunächst nur auf die größte Hürde beim Aufhören zu konzentrieren: die Entzugserscheinungen. »Wenn man dafür eine kluge Lösung findet, löst sich alles andere nach und nach fast von selbst. Dann sind die besten Voraussetzungen geschaffen, um die mentale Bindung an die Zigarette zu überwinden«, sagt er. Bei ihm hat es geklappt, seit zehn Jahren ist er clean.

Schließlich hatte ich nichts zu verlieren und beschloss, seinem Rat zu folgen.

Die Lösung

So wurde mein letzter Versuch zu einem außergewöhnlichen Erlebnis, denn zum ersten Mal gelang es mir, dauerhaft mit dem Rauchen aufzuhören, ohne die Zigarette zu vermissen, ohne Entzugserscheinungen zu verspüren und ohne einen einzigen Rückfall zu erleiden. Die Nikotinersatztherapie hat mir tatsächlich geholfen, die Entzugserscheinungen zu neutralisieren und den Weg zum dauerhaften Rauchstopp zu ebnen. Dazu benutzte ich das transdermale Nikotinpflaster mit einer Wirkdauer von 16 Stunden über einen Zeitraum von 12 Wochen. Trotzdem verspürte ich ab und zu das Verlangen zu rauchen, aber nichts Schlimmes. Dank des Nikotinsprays war es nach etwa 60 Sekunden vorbei. Ausführliche Informationen zur Nikotinersatztherapie finden Sie im Aktionsplan im ersten Teil dieses Buches.

So weit, so gut. Trotz der anfänglichen Euphorie fragte ich mich immer wieder, was passieren würde, wenn ich das Nikotinpflaster nach 12 Wochen absetzen würde. Im Nachhinein wurde mir klar, wie wichtig es war, die Entzugserscheinungen zu neutralisieren, denn so hatte ich den Kopf frei, um mich mit meiner mentalen Abhängigkeit von der Zigarette auseinanderzusetzen. Das war der Beginn einer radikalen Veränderung in meinem Alltag.

Doch bevor ich meine alten Rauchgewohnheiten ändern konnte, musste ich herausfinden, welche das genau waren. Ich begann ein Rauchertagebuch zu führen und war überrascht, wie wenige Rituale und Auslöser einen so großen Einfluss auf meinen Tagesablauf hatten. Jedenfalls war ich fest entschlossen, mit dem Rauchen aufzuhören, und so begann ich parallel dazu, neue Verhaltensweisen in meinen Alltag zu integrieren und alte Rauchgewohnheiten abzulegen. Am Anfang war es nicht

immer einfach, aber ich habe mich schnell daran gewöhnt und genieße heute mein rauchfreies Leben sehr.

Das Nikotinpflaster habe ich wie geplant nach 12 Wochen
abgesetzt und zu meiner großen Erleichterung blieben
die befürchteten Entzugserscheinungen vom ersten Tag
an aus. In dieser Zeit habe ich angefangen, regelmäßig
spazieren zu gehen, was mir sehr viel Freude bereitet hat
und mich von trüben Gedanken abgelenkte. Das Spazierengehen wurde zu einem festen Bestandteil meines
neuen Lebens und gleichzeitig zu meinem persönlichen
Ersatz für das Rauchen (→ Seite 97).

Sie können es auch schaffen
Beginnen Sie zwei Wochen vor dem Rauchstopp-Tag mit
den Vorbereitungen. Diese Zeit brauchen Sie, um Ihr Gehirn mit frischen Ideen fernab der Zigarette zu versorgen.
Die mehr als 300 Übungen und Tipps in diesem Ratgeber
helfen Ihnen, Ihren bisherigen, von der Zigarette domi-
nierten Lebensstil zu ändern, was eine der Grundvoraus-
setzungen für den nächsten Schritt beim Rauchstopp ist:
die Kontrolle über Ihre mentale Nikotinabhängigkeit zu
gewinnen.

Das Gehirn muss sich an die veränderte Situation und
die neuen Gewohnheiten anpassen, damit der Rauchstopp dauerhaft gelingt. Das benötigt Zeit: Die meisten
Menschen schaffen es erst nach acht bis zwölf Wochen,
neue Gewohnheiten im Gehirn zu verankern.

Den ersten Schritt in die richtige Richtung haben Sie

bereits getan: Sie planen, mit dem Rauchen aufzuhören. Wenn Sie so weit sind, können Sie den gewählten Rauch-stopp-Tag in Ihren Kalender eintragen.

Ich bin zuversichtlich, dass Ihr Rauchstopp ein unver-gessliches Erlebnis wird. Am besten, Sie lesen weiter. Diesmal schaffen Sie es!

Mein persönlicher Ausstiegsplan

Mit ein paar Maßnahmen und viel Disziplin habe ich es endlich geschafft, was mir vorher unmöglich schien: sanft, stressfrei und dauerhaft mit dem Rauchen aufzuhören.

So sah mein Ausstiegsplan aus:

**Maßnahmen zur Behandlung
der physischen Nikotinabhängigkeit**

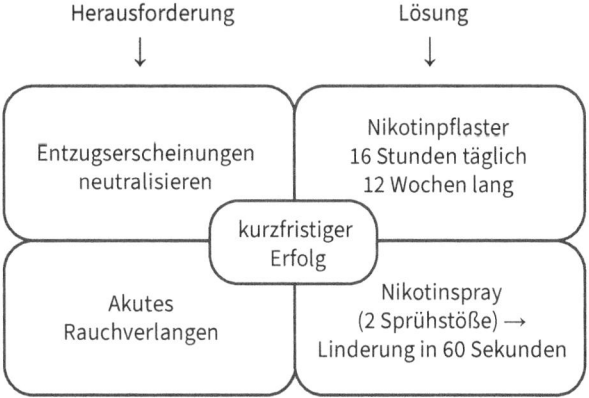

Maßnahmen zur Behandlung
der mentalen Nikotinabhängigkeit

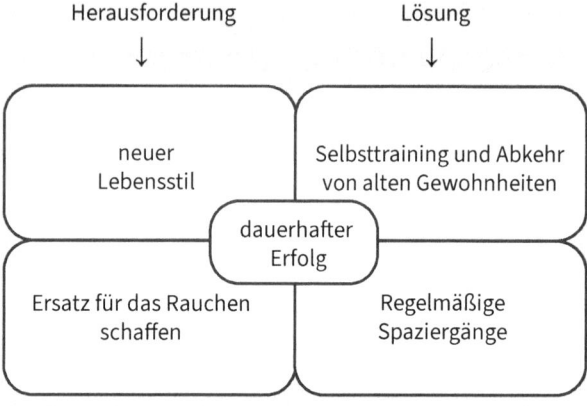

Mehr über meinen Weg und meine Strategien für einen entspannten Rauchstopp erfahren Sie im weiteren Verlauf des Buches.

ERSTER TEIL:
Der Aktionsplan

1. Das Konzept

Das Raucherentwöhnungsprogramm im Überblick

Der Aktionsplan erfordert Ausdauer und Selbstdisziplin. Dieser setzt sowohl an den körperlichen als auch an den mentalen Ursachen der Nikotinabhängigkeit an. Das Ziel ist ein Entwöhnungsprozess ohne Stress, bei dem Körper und Seele wieder in Einklang kommen.

Aus eigener Erfahrung weiß ich, dass der Übergang zum Nichtraucher entspannt sein muss, sonst funktioniert das Ganze nicht: Die schwere Last der Entzugserscheinungen verhindert die Fokussierung auf das Wesentliche, nämlich die Überwindung der mentalen Nikotinabhängigkeit. Zunächst sollten also die Entzugserscheinungen neutralisiert werden. Dies kann durch eine Nikotinersatztherapie oder die Einnahme von Medikamenten schnell erreicht werden (→ Seite 29).

ETAPPEN	2 Wochen	Vorbereitung zum Rauchstopp
	Tag X	Rauchstopp
	12 Wochen	Die Zeit danach

Sie können in wenigen Wochen rauchfrei werden. Eine neue Lebensweise ist der Schlüssel zu einem dauerhaften Rauchstopp. Doch alte Rauchgewohnheiten zu überwinden, ist harte Arbeit, bei der man mit Herz und Seele dabei sein muss. Die gute Nachricht: Die nötige Disziplin lässt sich ohne großen Aufwand trainieren. Schon ein täglicher Spaziergang – egal wie kurz oder lang – ist optimal, um die eigene Motivation zur Verhaltensänderung zu fördern und schlechte Gewohnheiten abzulegen. Ausführliche Informationen und Übungen dazu finden Sie im Kapitel 3 »Selbstdisziplin trainieren«.

Die körperliche Nikotinabhängigkeit

Hilfsmittel zur Neutralisierung der Entzugserscheinungen

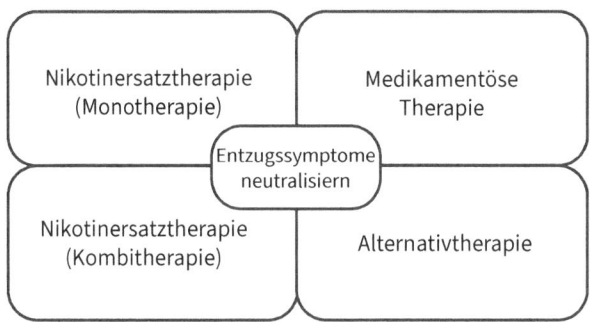

Die Optionen zur Linderung der Entzugssymptome (→ Seite 32) sind vielfältig:

- Nikotinersatztherapie (Monotherapie): Nikotinpflaster, Nikotinspray, Nikotinkaugummi, Nikotininhaler, Nikotinlutschtablette
- Nikotinersatztherapie (Kombitherapie): Nikotinpflaster und Nikotinspray
- Medikamentöse Therapie: Champix®, Zyban®, Asmoken®
- Alternativtherapie: Yoga, Laserakupunktur, Aurikulotherapie und Hypnose

Die mentale Nikotinabhängigkeit

Erst wenn die Entzugssymptome unter Kontrolle sind, sollte mit der Arbeit an der assoziativen Verknüpfung zwischen Kopf und Zigarette begonnen werden, denn hier liegt die Wurzel der Nikotinabhängigkeit.

**Maßnahmen zur Kontrolle
der mentalen Abhängigkeit**

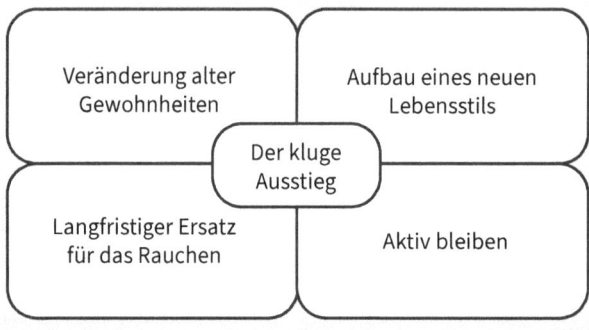

Die Überwindung der mentalen Abhängigkeit erfolgt auf 4 Ebenen:

- Veränderung alter Gewohnheiten: Rauchgewohnheiten erkennen und beseitigen (→ Seite 59).
- Aufbau eines neuen Lebensstils: in wenigen Wochen ein rauchfreies Leben beginnen (→ Seite 59).
- Langfristiger Ersatz für das Rauchen: Alternative(n) zur Zigarette schaffen (→ Seite 97).
- Aktiv bleiben: Sport treiben, körperliche Aktivitäten ausüben (→ Seite 162).

2. Entzugssymptome

Entzugssymptome: ein unterschätzter Feind

Entzugserscheinungen treten als Reaktion auf den Nikotinmangel im Gehirn auf. Ohne Nikotinersatztherapie oder medikamentöse Behandlung setzen das Rauchverlangen und die ersten Anzeichen des Nikotinentzuges bereits eine Stunde nach der letzten Zigarette ein. Die unangenehmen Entzugssymptome erreichen nach 24 bis 72 Stunden ihre maximale Intensität und innerhalb von 2 bis 4 Wochen klingen sie deutlich ab. Einige Symptome können jedoch mit unterschiedlicher und wechselnder Intensität über mehrere Monate anhalten und fast unerträglich werden. Entzugssymptome sind die häufigste Ursache für Rückfälle in den ersten 4 Wochen nach dem Rauchstopp.

Die Entzugserscheinungen machen den gesamten Entwöhnungsprozess sehr belastend und in den meisten Fällen erfolglos. Jeder Raucher, der schon einmal versucht hat, mit dem Rauchen aufzuhören, kennt die einen oder anderen Symptome. In der Tat kann es zu heftigen Entzugserscheinungen kommen, wenn keine geeigneten begleitenden Maßnahmen getroffen werden, um diese zu neutralisieren.

TYPISCHE SYMPTOME DES NIKOTINENTZUGSSYNDROMS		
Aggressivität	Reizbarkeit	Emotionale Labilität
Unruhe	Frustration	Stress
Schweißausbrüche	Konzentrationsmangel	Kopfschmerzen
Übelkeit	Erbrechen	Verstopfung
Übermäßiger Appetit	Müdigkeit	Schlafstörungen
Langeweile	Zittern	Krämpfe
Anspannung	Angst	Schwindel
Appetitlosigkeit	Albträume	Apathie

All das kann man sich mit dem richtigen Hilfsmittel ersparen! Deshalb empfehle ich die Nikotinersatztherapie mit Nikotinpflaster und Nikotinspray oder die medikamentöse Therapie als besten Schutz vor Entzugserscheinungen. Damit sind die Erfolgsaussichten sehr hoch. Aber Achtung: Diese Therapien allein reichen für einen dauerhaften Rauchstopp nicht aus und sollten daher mit einer Änderung der Lebensgewohnheiten und einem langfristigen Ersatz des Rauchens gekoppelt werden. (→ Seiten 59, 97).

»Kalter Entzug« – Eine Alternative?

Vielleicht haben Sie schon einmal von Rauchern gehört, die erfolgreich einen »kalten Entzug« durchgemacht haben, d. h. ohne jegliche Unterstützung oder Verhaltensänderung. Es mag Raucher geben, denen es gelingt, die Entzugserscheinungen gut zu ertragen und gleichzeitig mit dem Rauchen aufzuhören. Studien zeigen jedoch, dass es nur etwa 4 Prozent schaffen, nach einem Jahr abstinent zu bleiben.

Ein »kalter Entzug« birgt immer die Gefahr, dass der plötzliche Nikotinentzug körperliche und mentale Probleme auslöst, die zum Teil sehr schwerwiegend sein können.

Fest steht: Der »Kalte Entzug« ist mit viel Stress und all seinen negativen Begleiterscheinungen verbunden.

Weitere mögliche Folgen eines plötzlichen Nikotinentzuges sind u. a.:

- Herz: Blutdruck und Herzfrequenz können vorübergehend ansteigen und das Herz belasten.
- Atemwege: Nach dem Rauchstopp beginnen die Flimmerhärchen in der Lunge wieder zu wachsen, was zu Husten und einem erhöhten Risiko für Atemwegsinfektionen führen kann.
- Verdauung: Rauchen beschleunigt den Verdauungsprozess, da mehr Magensäure produziert wird. Ein plötzlicher Rauchstopp führt zu einer Senkung der Magensäure, was zu Verdauungsstörungen, Übelkeit und Erbrechen führen kann.
- Psyche: Ein plötzlicher Rauchstopp ohne unterstützende Maßnahmen kann zu Angstzuständen, Reizbarkeit, Stimmungsschwankungen und Konzentrationsschwierigkeiten führen. In einigen Fällen können auch depressive Symptome auftreten.

Es ist daher wichtig, dass Sie Ihren Arzt konsultieren, bevor Sie sich für diese Art der Raucherentwöhnung entscheiden.

Fazit

Schwere Entzugserscheinungen gehören der Vergangenheit an! Eine Nikotinersatztherapie oder eine medikamentöse Behandlung ermöglichen es Ihnen, innerhalb weniger Wochen ohne Stress und Druck endgültig rauchfrei zu werden.

Neutralisierung der Entzugssymptome im Überblick

Die heute zur Verfügung stehenden Mittel zur Neutralisierung der Entzugssymptome sorgen dafür, dass die erste Zeit nach dem Rauchstopp entspannter verläuft und die Wahrscheinlichkeit, dauerhaft rauchfrei zu bleiben, exponentiell steigt. Deshalb empfehle ich Ihnen nochmals dringend, in den ersten 12 Wochen nach dem Rauchstopp ein Hilfsmittel Ihrer Wahl zu verwenden.

Bei mir haben die Entzugserscheinungen bei allen gescheiterten Versuchen eine entscheidende negative Rolle gespielt, bis auf den letzten im Jahr 2017. Einen Rückfall wollte ich nicht riskieren und habe mit dem Nikotinpflaster und dem Nikotinspray die richtigen Vorkehrungen getroffen. Die berüchtigten Entzugserscheinungen blieben tatsächlich aus, sodass die Nikotinersatztherapie für mich Hoffnung und Chance zugleich war. So konnte ich meine 52-jährige Raucherkarriere beenden – diesmal ganz entspannt und ohne die geringsten Komplikationen.

Ich gehe davon aus, dass auch Sie schon einmal versucht

haben, mit dem Rauchen aufzuhören und unter Entzugserscheinungen gelitten haben. Vielleicht haben Sie Kopfschmerzen, Aggressivität, Unruhe, Nervosität, Konzentrationsschwierigkeiten oder andere unangenehme Symptome verspürt. Das waren typische Reaktionen auf den Nikotinmangel im Gehirn, aber Ihr nächster Versuch wird anders verlaufen, vor allem stressfreier.

Die Neutralisierung der Entzugssymptome ist eindeutig der richtige Ansatzpunkt für einen dauerhaften Rauchstopp.

Derzeit gibt es zwei Methoden, die sich in wissenschaftlichen Studien als sehr wirksam zur Neutralisierung der Entzugssymptome erwiesen haben: die Nikotinersatztherapie (NET) und die medikamentöse Therapie.

Für die sogenannten Alternativmethoden → Seite 49) gibt es keine wissenschaftlichen Studien, die ihre Wirksamkeit bei der Linderung von Entzugssymptomen belegen. Viele Raucher berichten aber auch von guten Ergebnissen, wenn diese Alternativmethoden mit Nikotinersatztherapie oder Medikamenten kombiniert werden.

Die Anwendung von Nikotinersatzprodukten und Medikamenten sowie deren Besonderheiten werden in den Kapiteln Nikotinersatzprodukte (→ Seite 38) und Medikamente (→ Seite 44) ausführlicher beschrieben.

Nikotinersatztherapie (NET) (rezeptfrei)

Das Prinzip besteht darin, das inhalierte Nikotin der Zigarette durch ein nikotinhaltiges Produkt zu ersetzen und so das Gehirn auszutricksen. Anders als beim Rauchen wird bei der Nikotinersatztherapie das Nikotin über die Haut oder die Mundschleimhaut aufgenommen. Diese Substitutionsmethode hat den großen Vorteil, dass nur das Nikotin dem Körper zugeführt wird und nicht die anderen ca. 5.000 Giftstoffe, die in Zigaretten enthalten sind. So wird das Rauchverlangen gestillt, ohne dass es zum Rauchen kommt. Die Kombitherapie aus Nikotinpflaster und Nikotinspray ist optimal, um Entzugserscheinungen oder plötzliches Rauchverlangen zu neutralisieren. Andere nikotinhaltige Produkte, die als Hilfsmittel eingesetzt werden können, sind Kaugummis, Lutschtabletten und Inhalatoren.

Medikamentöse Therapie (rezeptpflichtig)

Eine Alternative zur Nikotinersatztherapie (NET) sind hochwirksame Medikamente wie Champix®, Zyban® oder Asmoken®. Diese Medikamente enthalten kein Nikotin und ihr Wirkprinzip ist die Besetzung der Nikotinrezeptoren im Gehirn, wodurch die Entzugssymptome sehr effektiv neutralisiert werden.

Fazit

Die Neutralisierung der Entzugssymptome ist zweifellos das Geheimnis eines entspannten Rauchstopps. Damit schaffen Sie die idealen Voraussetzungen, um Ihre alten Rauchgewohnheiten zu verdrängen und einen neuen Lebensstil aufzubauen. Sind die Entzugssymptome erst einmal beseitigt und haben Sie die nötige Entspannung gefunden, können Sie sich mit der eigentlichen Ursache Ihrer Nikotinabhängigkeit auseinandersetzen, nämlich Ihrer langjährigen mentalen Bindung an die Zigarette. Sobald Sie sich von dieser Bindung befreit haben, werden Sie nicht mehr zur Zigarette greifen müssen, und das Rauchen wird der Vergangenheit angehören.

Nikotinersatztherapie (NET)

Fast jeder Raucher möchte aufhören, aber nur wenige schaffen es. Was die meisten Raucher nicht wissen: Ein erfolgreicher Rauchstopp beginnt immer mit einem sanften Entzug, der mit der Nikotinersatztherapie durchaus möglich ist. Alles, was danach kommt, ist reine Kopfsache und wird zu gegebener Zeit entsprechend behandelt (→ Seite 59, 97). So einfach ist das.

Ziel der Nikotinersatztherapie (NET) ist es, die Entzugssymptome zu lindern, um den Raucher zur Änderung seines Lebensstils zu ermutigen und ihn in den ersten 12 Wochen nach dem Rauchstopp vor einem Rückfall zu bewahren. Dies soll dazu beitragen, die mentale und soziale Bindung an die Zigarette dauerhaft zu lösen.

Vorteile der Nikotinersatztherapie

Der große Vorteil dieser Behandlung besteht darin, dass der Organismus nur mit Nikotin und nicht mit anderen Schadstoffen wie Teer, Kohlenmonoxid usw. belastet wird. Wird die Nikotinersatztherapie mit einer

Verhaltenstherapie oder einem Raucherentwöhnungs-seminar in Einzel- oder Kleingruppen kombiniert, ver-doppelt sich die Chance auf einen langfristigen Erfolg. Informieren Sie sich bei Ihrer Krankenkasse über An-gebote zur Raucherentwöhnung in Einzel- oder Klein-gruppen in Ihrer Nähe.

Monotherapie

Die Monotherapie mit einem einzelnen Nikotinpräparat (Pflaster, Kaugummi, Inhaler, Mundspray oder Lutschtab-lette) stellt eine Art Basistherapie zur Raucherentwöhnung dar. Das transdermale Pflaster ist dabei die optimale Op-tion, um den Nikotinspiegel nahezu konstant zu halten, was einen guten Schutz vor starken Entzugserscheinun-gen bietet. So kann der Rauchstopp entspannt gelingen.

Kombitherapie

Die Kombitherapie eignet sich für Raucher, die trotz Mo-notherapie sofortige Hilfe bei akutem Rauchverlangen benötigen, um nicht rückfällig zu werden, sowie für Rau-cher, bei denen die Monotherapie allein nicht ausreicht, um die Entzugssymptome zu neutralisieren. Die Anwen-dung von Nikotinpflastern kann mit anderen oralen Pro-dukten wie Nikotinspray, Kaugummi, Lutschtabletten oder Inhalatoren kombiniert werden.

Die Kombinationstherapie aus Nikotinpflaster und Ni-kotinspray ist eine optimale Lösung für verschiedene Alltagssituationen:

• Nikotinpflaster: Lang anhaltende Wirkung (bis zu

24 Stunden). Der Nikotinspiegel bleibt konstant und Rauchverlangen tritt nur selten auf.

· Nikotinspray: Soforthilfe in akuten Situationen, in denen Rückfallgefahr besteht. Mit zwei Sprühstößen verschwindet das Rauchverlangen in ca. 60 Sekunden.

Maximal Nikotindosis

Die maximale Nikotindosis in 24 Stunden beträgt 64 mg. Das Nikotinpflaster wird nach dem gleichen Anwendungsprinzip wie die Monotherapie verabreicht. Zusätzlich wird je nach Bedarf ein anderes orales Nikotinpräparat eingesetzt. Wenn von der Tageshöchstdosis von 64 mg die im Nikotinpflaster enthaltene Pflasterstärke abgezogen wird, lässt sich die zusätzlich einsetzbare Dosis an oralen Präparaten berechnen.

Meine persönliche Erfahrung

Wie bereits erwähnt, habe ich fünf Jahrzehnte lang geraucht und konnte erst mithilfe des Nikotinpflasters und des Nikotinsprays endgültig mit dem Rauchen aufhören und mir ein neues rauchfreies Leben aufbauen. Lästige Entzugserscheinungen gab es so gut wie keine und so konnte ich meine mentale Bindung an die Zigarette durch eine Offensive gegen die Rauchgewohnheiten schnell in den Griff bekommen.

In den ersten Tagen ohne Rauchen, aber mit Nikotinzufuhr durch das Pflaster empfand ich immer wieder ein inneres Gefühl des »Schwebens«, was sehr angenehm war. Es war eine außerordentlich positive Erfahrung, die einen tiefen Eindruck bei mir hinterlassen hat. Deshalb werde ich nicht müde, die Kombitherapie (Nikotinpflaster und Nikotinspray) als das beste Hilfsmittel für den sonst so steinigen Weg der Raucherentwöhnung zu empfehlen.

Nikotinersatzprodukte

Dieses Kapitel enthält Informationen zu den verschiedenen Nikotinersatzprodukten und deren Anwendung. Die Angaben erheben keinen Anspruch auf Vollständigkeit und ersetzen nicht die Beratung durch einen Arzt oder Apotheker.

Während der Behandlung mit Nikotinersatzpräparaten sollte das Rauchen eingestellt werden.

1. Transdermales Nikotinpflaster

Ein dauerhafter Rauchstopp beim nächsten Versuch kann vor allem durch die entspannende Wirkung des transdermalen Pflasters erreicht werden. Dieses Pflaster hat sich als hervorragendes Mittel erwiesen, um die unangenehmen Entzugserscheinungen zu neutralisieren.

Transdermale Pflaster enthalten Nikotin, das langsam über die Haut aufgenommen wird. Die Nikotinzufuhr über den Tag verteilt reduziert das Rauchverlangen deutlich, sodass die von Rauchern so gefürchteten Entzugserscheinungen unter Kontrolle bleiben. So wird dem Raucher wertvolle Zeit und mentale Entlastung verschafft, um ein neues Leben ohne Zigaretten aufzubauen. Für den Notfall kann das transdermale Pflaster mit einem oralen Nikotinprodukt wie dem Nikotinspray verwendet werden.

Anwendung

Das Nikotinpflaster wird in verschiedenen Stärken für jede Anwendungsphase angeboten. Je nach Hersteller kann das Pflaster 24 oder 16 Stunden auf der Haut verbleiben. Die folgenden Angaben beziehen sich auf das 16-Stunden-Pflaster.

Bei einem Konsum von mehr als 20 Zigaretten am Tag wird folgende Anwendung empfohlen:
* Stärke 25 mg: für die erste Phase - (1. bis 4. Woche).
* Stärke 15 mg: für die zweite Phase – (5. bis 8. Woche).
* Stärke 10 mg: für die letzte Phase – (9. bis 12. Woche).

Bei einem Konsum von weniger als 20 Zigaretten am Tag wird folgende Anwendung empfohlen:
* Stärke 15 mg: für die erste Phase – (1. bis 8. Woche).
* Stärke 10 mg: für die letzte Phase – (9. bis 12. Woche).

Behandlungsdauer

Die Behandlung dauert 12 Wochen.

Tipps
* Entfernen Sie das alte Pflaster vor dem Schlafengehen.
* Die transdermalen Pflaster werden am besten auf den Rücken oder auf die Oberarme geklebt. Das Pflaster sollte immer an einer anderen Stelle als am Vortag angelegt werden. Die neue Stelle sollte trocken und frei von Creme, Haaren, Wunden oder Irritationen sein.

- Vielleicht haben Sie vergessen, auf welche Seite Sie das Pflaster zuletzt geklebt haben. Linker oder rechter Arm? Oberer Rücken, links oder rechts? Um Verwechslungen zu vermeiden, können Sie sich eine Notiz im Kalender machen oder die Regel anwenden: Gerade Tage sind rechts, ungerade links. Denken Sie daran, Monate mit 31 Tagen zu berücksichtigen.
- Das Duschen stellt für das Pflaster kein Problem dar. Beim Schwimmen, bei schweißtreibenden Sportarten oder in der Sauna empfiehlt es sich, das Pflaster vorübergehend zu entfernen und bei Bedarf ein Nikotinspray zu verwenden.
- Während der Anwendung des Nikotinpflasters sollte nicht geraucht werden.

2. Nikotinspray

Das im Spray enthaltene Nikotin wird in den Mund gesprüht, über die Mund- und Rachenschleimhaut rasch vom Körper aufgenommen und über die Blutbahn ins Gehirn transportiert.

Die Wahrscheinlichkeit, langfristig mit dem Rauchen aufzuhören, ist bei Verwendung eines nikotinhaltigen Sprays doppelt so hoch wie bei reiner Willenskraft.

Nikotinspray als Kombi- oder Monotherapie

Das Mundspray kann allein oder in Kombination mit dem transdermalen Nikotinpflaster verwendet werden.

Die alleinige Anwendung des Nikotinsprays kann als Alternative für Raucher mit leichter bis mittelschwerer

Nikotinabhängigkeit in Betracht gezogen werden. Die Anwendungsdauer beträgt 12 Wochen.

Die Kombitherapie eignet sich zur Linderung in akuten Situationen des Rauchverlangens.

Anwendung

1. –6. Woche
- Notieren Sie in diesem Zeitraum jede Anwendung auf einem Blatt Papier. Vermerken Sie, wann und warum Sie das Nikotinspray verwendet haben. Diese Informationen werden für die nächste Behandlungsphase benötigt.
- Die maximale Dosis beträgt 4 Sprühstöße pro Stunde, und Sie sollten 64 Sprühstöße pro Tag nicht überschreiten.

7. –9. Woche
- Schauen Sie sich Ihre Aufzeichnungen der letzten sechs Wochen an und berechnen Sie die durchschnittliche Anzahl der Sprühstöße, die Sie in diesem Zeitraum pro Tag verwendet haben.
- Ab jetzt die Anzahl der Sprühstöße pro Tag halbieren.

10. –12. Woche
- Reduzieren Sie die Anzahl der Sprühstöße auf maximal vier pro Tag.
- Beenden Sie die Anwendung des Nikotinsprays, wenn Sie weniger als vier Sprühstöße pro Tag verwenden.

3. Nikotinkaugummi

Beim Kauen wird Nikotin freigesetzt und über die Mundschleimhaut aufgenommen. Dadurch wird das Verlangen nach einer Zigarette vermindert.

Nikotinhaltige Kaugummis gibt es in einer Vielzahl von Geschmacksrichtungen und sind in den folgenden Stärken erhältlich:

- 2 mg bei einem täglichen Zigarettenkonsum von weniger als 20 Stück.
- 4 mg bei einem täglichen Zigarettenkonsum von mehr als 20 Stück.

Anwendung als Notfallhilfe in Kombination mit dem transdermalen Pflaster

Bei starkem Rauchverlangen kann eine Kombitherapie durchgeführt werden, bei der zusätzlich zu dem Nikotinpflaster ein Nikotinkaugummi mit 2 mg Nikotin angewendet wird.

Verwendung von Nikotinkaugummi als einziges Hilfsmittel

Die durchschnittliche Behandlungsdauer mit Nikotinkaugummis beträgt 12 Wochen.

1.–6. Woche
- 1 Kaugummi pro Stunde, maximal 16 pro Tag

7.–11. Woche
- 1 Kaugummi alle 2 Stunden, maximal 8 pro Tag

12. Woche

• Die Abstände zwischen den einzelnen Nikotinkaugummis werden von Tag zu Tag größer, bis am letzten
Tag kein Kaugummi mehr gekaut wird.

Meine persönliche Erfahrung

Es muss Anfang der 80er-Jahre gewesen sein, als ich
meine ersten Entwöhnungsversuche mit dem einzigen
damals verfügbaren Mittel unternommen habe: Nikotinkaugummi. Leider hat diese Therapie bei mir nicht funktioniert, da ich es sehr unangenehm fand, jeden Tag so
viel Kaugummi kauen zu müssen. Ich war selbst schuld!
Meine Disziplin war in dieser Hinsicht sehr mangelhaft.
Trotz oder gerade wegen der unregelmäßigen Anwendung des Nikotinkaugummis konnte ich keinen dauerhaften Erfolg erzielen, und nach einer kurzen rauchfreien
Zeit fing ich wieder an zu rauchen. Damals gab es noch
keine Nikotinpflaster oder Medikamente wie heute, und
vor allem wusste ich noch nichts von einer der Grund-
voraussetzungen für einen erfolgreichen Rauchstopp: der
Änderung meines Lebensstils.

4. Lutschtablette mit Nikotin

Die Lutschtablette gibt das Nikotin etwa eine halbe
Stunde lang im Mund frei, wo es von den Schleimhäu-
ten aufgenommen und über die Blutbahn rasch ins Gehirn transportiert wird. Die 2-mg-Lutschtablette ist für
Raucher bestimmt, die weniger als 20 Zigaretten pro Tag
konsumieren, die 4-mg-Lutschtablette für Raucher, die
mehr als 20 Zigaretten pro Tag konsumieren.

Die durchschnittliche Therapiedauer mit Lutschtabletten beträgt 12 Wochen.

Anwendung:

1.–6. Woche
Pro Tag werden 8 bis 12 Lutschtabletten gelutscht, maximal 15 Stück.

7.–12. Woche
Die Anzahl der Lutschtabletten wird allmählich auf null reduziert.

Hinweis: E-Zigaretten jeglicher Art, auch nikotinfreie, sind nicht als Hilfsmittel oder sonstige Unterstützung beim Rauchstopp geeignet (→ Seite 175).

Medikamente
(Champix®, Zyban®, Asmoken®)

Die folgenden Informationen erheben keinen Anspruch auf Vollständigkeit und ersetzen nicht die Beratung durch einen Arzt oder Apotheker.

Zielgruppen
Zu den Zielgruppen für die Anwendung dieser Medikamente gehören:

• Kettenraucher
• Langzeitraucher (mehr als 20 Jahre)

- Starke Raucher (mehr als 20 Zigaretten täglich)
- Chronisch gestresste Raucher
- Raucher mit einem hohen Maß an Reizbarkeit
- Raucher, die auf Substanzen in Nikotinersatzprodukten allergisch reagieren
- Raucher, die bereits andere Hilfsmittel ausprobiert haben und dennoch nicht mit dem Rauchen aufhören konnten

Ein Neuanfang

Champix®, Zyban® oder Asmoken® sind keine Wunderpillen, die die Ursachen Ihres Problems an der Wurzel packen und Sie über Nacht zum glücklichen Nichtraucher machen. Die Einnahme eines dieser Medikamente allein – ohne gleichzeitig Ihre Rauchgewohnheiten aufzugeben – reicht nicht aus, um Ihre mentale Nikotinabhängigkeit zu überwinden. Diese Medikamente bauen eine Brücke zwischen Ihrer körperlichen und Ihrer seelischen Nikotinabhängigkeit und dienen nur dazu, die Entzugserscheinungen zu neutralisieren, während Sie aktiv an Ihren alten Gewohnheiten arbeiten.

Mit anderen Worten: Sie müssen einen neuen Lebensstil fernab des Rauchens entwickeln, um die mentale Bindung an die Zigarette zu durchbrechen. Erst dann sind Sie wirklich von der Nikotinsucht befreit.

Fazit

Die Lösung für die erste Hürde beim Rauchstopp liegt auf der Hand und ist im Grunde ganz einfach: Sie müssen die Entzugserscheinungen unterdrücken, um Ihre körperliche Nikotinabhängigkeit sofort in den Griff zu bekommen. Was dann noch als große Herausforderung für einen dauerhaften Rauchstopp bleibt, ist Ihre mentale Nikotinabhängigkeit. Dazu müssen Sie Ihr Leben grundlegend ändern und alte Gewohnheiten ablegen; dann stehen Ihre Chancen für einen langfristigen Erfolg ausgezeichnet. Tipps dazu finden Sie in Kapitel 3 »Aufbau eines neuen Lebensstils« (→ Seite 59).

Hinweis: Die Teilnahme an einer Raucherentwöhnungsgruppe wird als Ergänzung zur medikamentösen Therapie für besonders hartnäckige Raucher sehr empfohlen. Diese Gruppen werden von Fachleuten geleitet, die auf die Behandlung von Rauchern spezialisiert sind und das Gute daran ist, dass man in diesem Kampf nicht allein ist. Fragen Sie Ihren Arzt oder Ihre Krankenkasse nach weiteren Informationen.

Die Medikamente im Einzelnen:

**1) Vareniclin
(Handelsname:Champix®)**
Champix® ist ein Medikament, das kein Nikotin enthält, aber an die gleichen Rezeptoren im Gehirn bindet, die zuvor vom Nikotin aus der Zigarette besetzt waren. Diese Bindung fördert die Ausschüttung des Glückshormons Dopamin.

Champix® ist nicht nur für stark nikotinabhängige Raucher mit hohem Zigarettenkonsum geeignet, sondern auch für normale Raucher mit einem Konsum von bis zu 20 Zigaretten pro Tag, die sich mit dem Aufhören sehr schwertun. Personen, die allergisch auf die Inhaltsstoffe von Nikotinersatzprodukten reagieren, profitieren ebenfalls von diesem Medikament.

Wirkung
Die Wirksamkeit von Champix® bei der Raucherentwöhnung ist durch wissenschaftliche Studien international anerkannter Institutionen belegt.

Das Medikament wirkt im Gehirn wie eine Zigarette. So kann der Raucher auf echte Zigaretten verzichten und stressfrei mit dem Rauchen aufhören. Die Einnahme von Champix® reduziert nachweislich das Rauchverlangen und neutralisiert gleichzeitig die Entzugssymptome. Dies sind die besten Voraussetzungen für eine erfolgreiche Bewältigung der mentalen Abhängigkeit vom Rauchen in der nächsten Phase der Entwöhnung.

Wann sollte mit der Behandlung begonnen werden?
Die Behandlung mit Champix® sollte zwischen dem 8. und 14. Tag vor dem Tag des Rauchstopps beginnen.

Dauer der Behandlung
Die Behandlungsdauer mit Champix® beträgt 12 Wochen.

2) Bupropion
(Handelsname: Zyban®)
Zyban® ist ein Medikament auf der Basis von Bupropion, das hauptsächlich zur Behandlung von Depressionen eingesetzt wird. Wissenschaftliche Studien haben

gezeigt, dass dieses Medikament zwei interessante Nebenwirkungen für Raucher hat: Es fördert den Rauchstopp und lindert die Entzugserscheinungen.

Wissenschaftliche Studien haben gezeigt, dass Bupropion wirksam gegen Rauchen wirkt. Nach einem vollständigen Rauchstopp mit Zyban® verdoppelt sich die Wahrscheinlichkeit, innerhalb von sechs bis zwölf Monaten nicht rückfällig zu werden. Zyban® wird auch für Raucher empfohlen, die Nikotinersatzprodukte wie transdermale Pflaster, Kaugummis oder orale Sprays nicht vertragen (Hautallergien, Reizung der Schleimhäute usw.). Das Medikament ist auch eine gute Alternative für diejenigen, die nach mehreren Entwöhnungsversuchen mit anderen Hilfsmitteln einen Rückfall erlitten haben.

Wirkungen
- Verringerung des Rauchverlangens
- Neutralisierung der Entzugssymptome
- Geringere Gewichtszunahme, aber noch in der Studienphase

Wann ist der richtige Zeitpunkt, mit der Behandlung zu beginnen?
Beginnen Sie mit der Einnahme von Zyban®, wenn Sie noch rauchen. Setzen Sie den Tag des Rauchstopps (Tag X) auf die zweite Woche nach Beginn der Einnahme von Zyban®. Grund: Es dauert etwa eine Woche, bis das Medikament die erforderliche Wirkstoffkonzentration im Körper erreicht hat und seine Wirkung entfalten kann.

Dauer der Behandlung

Die Behandlungsdauer mit Zyban® zur Raucherentwöhnung beträgt 7 bis 9 Wochen.

3) Cytisin
(Handelsname Asmoken®)

Asmoken® ist ein Arzneimittel, das aus den Samen des Pflanzenstoffs Cytisin gewonnen wird, dessen chemische Struktur der von Nikotin ähnelt. Asmoken® wird zur Verminderung von Entzugserscheinungen eingesetzt. Das Medikament bindet an die Nikotinrezeptoren im Gehirn und führt so zu einer Erhöhung des Dopaminspiegels, was günstige Voraussetzungen für eine erfolgreiche Bekämpfung der mentalen Nikotinabhängigkeit schafft. Die Behandlung muss ärztlich überwacht werden.

Dauer der Behandlung

Die Behandlung mit Asmoken® dauert 25 Tage.

Alternativtherapien

Diese Therapien sollten nur von Fachleuten wie Ärzten, Psychologen oder anderen anerkannten Spezialisten durchgeführt werden. Alle Alternativtherapien eignen sich sowohl als eigenständige Raucherentwöhnungstherapie als auch als Ergänzung zu einer medikamentösen oder Nikotinersatztherapie.

Die Motivation des Rauchers und seine Entschlossenheit, die alten Rauchgewohnheiten aufzugeben, bestimmen in hohem Maße den Erfolg aller Therapien. Alternativtherapien konzentrieren sich darauf, ein entspanntes Umfeld für den Raucher zu schaffen. Er muss lernen, mit Stress umzugehen, um dauerhaft mit dem Rauchen aufhören zu können und Rückfällen vorzubeugen.

Der Patient wird von dem zuständigen Therapeuten darüber aufgeklärt, dass die Behandlung mit einer Alternativtherapie ein wirksames Mittel gegen die Nikotinabhängigkeit sein kann, dass aber auch seine eigenen Anstrengungen eine entscheidende Rolle spielen. Dabei ist es wichtig, dass der Betroffene durch sein persönliches Engagement aktiv in den Prozess der Nikotinentwöhnung einbezogen wird. (→ Seite 59).

Negative Entwöhnungstechniken werden in der Regel nicht eingesetzt, da sie nur vorübergehend wirken und ein langfristiger Erfolg unwahrscheinlich ist.

Die Teilnahme an einer Raucherentwöhnungsgruppe ist empfehlenswert, da die Chancen auf einen dauerhaften Rauchstopp und die Vermeidung von Rückfällen dadurch deutlich erhöht werden. Raucherentwöhnungsseminare, einzeln oder in Kleingruppen werden in vielen mittleren und größeren Städten angeboten.

Fazit
Die Patienten, die glauben, dass eine Alternativtherapie die ganze Arbeit für sie erledigen kann, ohne dass sie selbst aktiv werden müssen, irren sich. Die meisten schaffen es nur selten, endgültig mit dem Rauchen

aufzuhören, und viele werden schon nach kurzer Zeit rückfällig.

Aktive Unterstützung bedeutet, den Willen zum Rauchstopp zu fassen, alte Rauchgewohnheiten abzulegen, einen neuen Lebensstil aufzubauen und Alternativen zum Rauchen zu schaffen.

Laserakupunktur

Die Laserakupunktur funktioniert ähnlich wie die traditionelle chinesische Akupunktur. Anstelle von Nadeln wird eine elektronische Spitze verwendet, um etwa 52 Punkte auf dem Körper zu stimulieren. Diese Punkte stehen in direktem oder indirektem Zusammenhang mit dem Rauchen.

Durch die punktuelle Anwendung von Laserlicht niedriger Energie wird der Körper angeregt, beruhigende Endorphine ins Blut auszuschütten.

Eine einzige Sitzung reicht in der Regel aus, um den gewünschten Effekt zu erzielen: Das Rauchen aufzugeben und gleichzeitig die Entzugserscheinungen zu lindern. Unerwünschte Nebenwirkungen treten bei dieser Therapie nicht auf.

Vor Beginn der Akupunkturbehandlung findet ein Gespräch mit dem Patienten statt, in dem der Grad der Nikotinabhängigkeit und das zukünftige Verhalten nach dem Rauchstopp abgeklärt werden.

Der Patient wird immer wieder an seine persönlichen Gründe für den Rauchstopp erinnert.

Hypnose

Hypnose ist eine Suggestionsmethode, die auf der Ebene des Unterbewusstseins wirkt und die bisher positive Einstellung zum Rauchen verändern soll. Der Raucher wird ermutigt, diese Kraft zu nutzen, um seine schlechten Gewohnheiten aufzugeben.

Die Wirksamkeit dieser Behandlung ist bis jetzt nicht ausreichend erforscht, da der Erfolg schwer zu messen ist. Dennoch berichten viele ehemalige Raucher, nach einer oder mehreren Hypnosesitzungen mit dem Rauchen aufgehört zu haben. Offensichtlich ist der Glaube an den Erfolg der Hypnosebehandlung der Hauptgrund für diese guten Ergebnisse.

So läuft die Therapie ab: Der behandelnde Therapeut klärt den Patienten auf, erläutert sein Vorgehen und versucht, wertvolle Informationen zu erhalten, um den Behandlungserfolg zu sichern. Er sollte möglichst viel über die Motivation und den Veränderungswillen des Patienten erfahren und entsprechende Maßnahmen bzw. Korrekturen einleiten.

Ist der Raucher bereit, seine Lebensgewohnheiten zu ändern, und setzt diese auch um, hört er in der Regel nach wenigen Hypnosesitzungen mit dem Rauchen auf.

Aurikulotherapie

Die Aurikulotherapie basiert auf den Prinzipien der chinesischen Medizin und wird mit Nadeln oder Senfkörnern an fünf Punkten im Ohr durchgeführt. Zur Unterstützung der Raucherentwöhnung werden vier bis sechs Sitzungen durchgeführt, wobei jedes Mal das Ohr gewechselt wird. Der Raucher muss sich aktiv an der Behandlung beteiligen, d. h., die Punkte müssen drei- bis fünfmal täglich stimuliert werden, um die Ausschüttung von Serotonin und Dopamin im Körper zu fördern. Dadurch werden Selbstvertrauen und Wohlbefinden gesteigert, die Muskulatur entspannt und Stress und Angst abgebaut. Ziel ist es, die Entzugssymptome zu reduzieren, die in der Anfangsphase der Raucherentwöhnung besonders ausgeprägt sind. Auf diese Weise gewinnt der Patient neue Kräfte, die Körper und Seele benötigen, um den neuen Alltag ohne den Reiz des Nikotins zu bewältigen. Patienten, die durch die Aurikulotherapie mit dem Rauchen aufgehört haben, sind die größten Befürworter dieser Methode, da sie weder Nikotin noch Medikamenten oder anderen chemischen Substanzen ausgesetzt waren.

Yoga

Yoga hat seinen Ursprung in Indien und seine Praktiken haben eine lange Tradition in der westlichen Welt. Die Yogatherapie ist international als wirksame natürliche Unterstützung bei der Raucherentwöhnung anerkannt. Zu einem ungesunden Lebensstil gehören jedoch nicht nur das Rauchen, sondern auch falsche Ernährung, Bewegungsmangel und übermäßiger Stress. Der Körper warnt frühzeitig vor einer Lebensweise, die später zu schweren gesundheitlichen Schäden führen kann. Durch die Yogaübungen lernen die Betroffenen, die Körpersignale richtig zu deuten und entsprechend zu reagieren.

Das Zusammenspiel von körperlichen Elementen wie Körperhaltungen und Atemtechniken mit geistigen Elementen wie Meditationstechniken wirkt ganzheitlich beruhigend und entspannend auf Körper und Geist. Die erlernten Atemtechniken helfen, Verspannungen, Ängste und Verstimmungen zu lösen oder zumindest in den Griff zu bekommen.

Das gestärkte Selbstwertgefühl führt zu einem ausgeglicheneren Verhalten in Stresssituationen und damit zu einer deutlichen Verringerung des Rückfallrisikos. Auch die Gewichtszunahme kann durch Yoga besser kontrolliert werden.

Hinweis
Es gibt mehrere Regionen in Deutschland, Österreich und der Schweiz, die Yoga-Ferien anbieten, einige auch mit dem Schwerpunkt Raucherentwöhnung. Im Internet finden Sie unter den Stichworten »Yoga Deutschland«, »Yoga Österreich« und »Yoga Schweiz« weitere Informationen zu diesem Thema.

Welche Hilfsmittel sollten Sie verwenden?

Führen Sie zunächst den Fagerström-Test (→ Seite 114) durch und erstellen Sie Ihr Raucherprofil, bevor Sie sich für ein bestimmtes Hilfsmittel entscheiden.

Welches Raucherprofil passt am besten auf Sie?

Raucherprofil (A)
• Sie haben eine geringe Nikotinabhängigkeit nach dem Fagerström-Test.
• Sie rauchen täglich bis zu 10 Zigaretten.
• Sie haben einen Beruf, der Ihnen nicht allzu viel Stress verursacht.
• Es kommt selten vor, dass Sie sich auch in schwierigen Situationen nicht zu beherrschen wissen.
• Sie befinden sich in einem normalen emotionalen Zustand.
• Ihre finanzielle Situation ist stabil.
• Ihr Partner raucht nicht.
• Sie schlafen schnell ein.
• Sie können sich entspannen, wann immer Sie wollen.
• Sie gehen regelmäßig spazieren.
• Veränderungen in Ihrem Tagesablauf sind für Sie kein Tabu.

Therapien
Für Gelegenheitsraucher, die weniger als zehn Zigaretten pro Tag konsumieren, empfehle ich, zunächst eine der Alternativtherapien auszuprobieren. Wenn diese Therapie anschlägt, empfehle ich, im ersten Jahr nach dem

Rauchstopp das Nikotinspray für Notfälle dabei zu haben und sich vorab mit der Anwendung vertraut zu machen.

Wenn die Entzugssymptome sehr belastend sind, kann eine Kombitherapie aus Nikotinpflaster 10 mg und Nikotinspray zusätzlich zu den Alternativtherapien eine gute Option sein (→ Seite 35).

Raucherprofil (B)

- Sie haben eine moderate Nikotinabhängigkeit nach dem Fagerström-Test.
- Sie rauchen maximal 20 Zigaretten pro Tag.
- Sie haben häufig Stress bei der Arbeit.
- Sie sind oft gereizt und schlafen schlecht.
- Sie haben Schwierigkeiten, anderen zuzuhören.
- Sie haben kaum Lust auf Spaziergänge.
- Sie arbeiten mehr als 8 Stunden pro Tag.

Therapien

Sie gehören aller Wahrscheinlichkeit nach zu der Mehrheit (d. h. 80 %) der Raucher weltweit, die bis zu 20 Zigaretten pro Tag rauchen.

Die kombinierte Therapie aus Nikotinpflaster und Nikotinspray kann die optimale Option sein, um Entzugserscheinungen erfolgreich zu bekämpfen und damit den Ausstieg aus der Zigarette leichter zu erreichen. Die begleitende Anwendung einer der Alternativtherapien kann für zusätzliche Entspannung sorgen und so einem Rückfall noch wirksamer vorbeugen. (→ Seite 49).

Raucherprofil (C)

- Sie haben eine starke oder sehr starke Nikotinabhängigkeit nach dem Fagerström-Test.
- Sie rauchen täglich mehr als 20 Zigaretten.
- Sie fühlen sich durch Ihre derzeitige Berufstätigkeit stark belastet.
- Sie können nicht von der Arbeit abschalten, auch nicht im Urlaub.
- Sie haben ein aufbrausendes Temperament.
- Sie sind häufig von Frustration, Anspannung oder Gereiztheit geplagt.
- Sie verlieren in Stresssituationen häufig die Kontrolle.
- Sie befinden sich derzeit in einer schwierigen emotionalen Lebenslage.
- Ihr Partner raucht.
- Sie brauchen sehr lange, um einzuschlafen.
- Sie haben nie Zeit oder Lust, spazieren zu gehen.
- Sie sind nicht gerade begeistert von der Idee, sich auf eine neue Lebensweise einzulassen, die Sie bis jetzt noch nicht ausprobiert haben.

Therapien

Versuchen Sie zunächst die Kombitherapie aus Nikotinpflaster und Nikotinspray (→ Seite 35). Wenn Sie nach drei bis vier Tagen immer noch starke Entzugssymptome verspüren, wenden Sie sich an Ihren Arzt. Er kann Sie beraten und Ihnen gegebenenfalls eine medikamentöse Therapie mit Champix®, Zyban® oder Asmoken® verschreiben. Eine begleitende Raucherentwöhnungstherapie in Kleingruppen kann in Ihrem Fall durchaus sinnvoll sein. Stellen Sie sich diese Frage und sprechen Sie mit Ihrem Arzt darüber.

Hinweis: Unabhängig davon, welches Rauchprofil Sie haben und für welche Art von Unterstützung Sie sich entscheiden, um einen dauerhaften Erfolg zu erzielen, müssen Sie Ihre alten Rauchgewohnheiten aufgeben und einen dauerhaften Ersatz für das Rauchen finden → Seiten 59, 97).

3. Aufbau eines neuen Lebensstils

Gewohnheiten ändern

Das Umfeld, in dem wir aufwachsen, und die Erfahrungen, die wir in unserer Jugend machen, prägen unser Leben als Erwachsene entscheidend. Mehrere Studien haben gezeigt, dass Kinder rauchender Eltern mit hoher Wahrscheinlichkeit bereits in ihrer Jugend mit dem Rauchen beginnen. Viele von ihnen rauchen auch im Erwachsenenalter weiter, denn im Laufe der Jahre haben sie sich an das Rauchen gewöhnt und sind nikotinabhängig geworden.

Aus welchen Gründen auch immer Sie mit dem Rauchen begonnen haben, Sie müssen einen Weg aus der Nikotinabhängigkeit finden, und dieser Weg führt unweigerlich über das Ablegen der alten Rauchgewohnheiten und den Aufbau eines neuen Lebensstils.

Die vermutlich über Jahrzehnte eingeübten Rauchgewohnheiten und Verhaltensweisen müssen erst »verlernt« werden. Das benötigt Zeit und Übung, denn der Versuch, ohne gezieltes Gehirntraining mit dem Rauchen aufzuhören, scheitert in der Regel an Entzugserscheinungen und mangelnder Willenskraft.

Seit Sie mit dem Rauchen begonnen haben, hat Ihr Gehirn gelernt, verschiedene Alltagssituationen automatisch mit dem Rauchen zu verbinden. Als Reaktion auf das eingeatmete Nikotin schüttet das Gehirn das Glückshormon Dopamin aus. Genau hier liegt die erste Herausforderung, wenn Sie mit dem Rauchen aufhören wollen: Sie müssen diese »angenehmen« Verknüpfungen durchbrechen und trotzdem muss Ihr Gehirn weiterhin Glückshormone ausschütten. Wie schafft man das?

Das Zauberwort heißt Veränderung. Diesen Veränderungsprozess sollten Sie aktiv mitgestalten, indem Sie Ihr Gehirn intensiv auf ein Leben ohne Zigaretten trainieren. Dieses Training ist ohnehin eine Ihrer wichtigsten Beschäftigungen in den zwei Wochen vor dem Rauchstopp, wie Sie im weiteren Verlauf dieses Kapitels erfahren werden. Auf diese Weise wird Ihr Gehirn schon bald ein neues »Nichtraucher-Ich« annehmen und dies als neue Realität akzeptieren.

Jede kleine, scheinbar unbedeutende Veränderung im Tagesablauf fördert die Umstrukturierung und die Anpassungsfähigkeit des Gehirns an die neuen Gegebenheiten. Nach ca. 8–12 rauchfreien Wochen wird Ihr Gehirn Ihren neuen Lebensstil als normalen Bestandteil Ihres Alltags akzeptieren, da es nun von den alten Ritualen des Rauchens entwöhnt ist. Deshalb können Sie nach dem Absetzen der Nikotinersatztherapie oder des Medikaments problemlos auf Hilfsmittel verzichten, ohne wieder zur Zigarette greifen zu müssen.

Lesen Sie die folgende Aufgabenliste sorgfältig durch. Nachdem Sie sich einen Termin für den Rauchstopp gesetzt haben, nehmen Sie sich jeden Abend mindestens eine neue Aufgabe vor und setzen Sie diese am nächsten Tag um. Beginnen Sie am besten mit den leichteren Aufgaben und gehen Sie dann zu den schwierigeren über.

Nehmen Sie sich vor dem Schlafengehen ein paar Minuten Zeit, um das bisher Erreichte zu bewerten. So können Sie Fehler rechtzeitig korrigieren und künftige Herausforderungen mit Zuversicht und Entschlossenheit angehen. Nehmen Sie Ihre Aufgaben ernst. So wird Ihr Gehirn auf Veränderungen vorbereitet und Sie haben die besten Chancen, innerhalb weniger Wochen von der Zigarette loszukommen.

Aufgaben für die Zeit vor dem Rauchstopp (Tag X)

- Wenn Sie eine neue Packung Zigaretten kaufen, wechseln Sie die Marke und achten Sie darauf, dass die neuen Zigaretten nicht mehr Nikotin enthalten als die alten. Der Nikotingehalt variiert von Marke zu Marke, und die genaue Menge ist auf der Zigarettenpackung angegeben. Mit jedem Markenwechsel wird die Bindung an die Lieblingsmarke etwas schwächer. Auch wenn das Gehirn diesen Wechsel nicht ohne Widerstand akzeptiert, bleiben Sie standhaft und konsequent und greifen Sie nicht wieder zu Ihrer alten Marke.
- Rauchen Sie die erste Zigarette des Tages nüchtern und ohne Kaffee. Damit wird ein wichtiges Rauchritual auf einen Schlag abgeschafft.

- Trinken Sie nach dem Essen ausreichend Wasser oder Fruchtsaft statt Kaffee. Wenn Sie rauchen möchten, gehen Sie nach draußen und warten Sie mindestens fünf Minuten, bevor Sie sich eine Zigarette anzünden.
- Obwohl Sie bis zum Rauchstopp-Tag unbegrenzt rauchen können, lassen Sie zwischen zwei Zigaretten immer mal wieder mindestens eine Stunde vergehen. So vermeiden Sie Automatismen und rauchen jede Zigarette bewusster.
- Während Sie rauchen, tun Sie nichts anderes. Konzentrieren Sie sich nur auf die Zigarette. Wahrscheinlich fällt es Ihnen schwer, nicht abzuschweifen. Diese Übung hilft Ihnen, zwischen »wichtigen« und »unwichtigen« Zigaretten zu unterscheiden und kritische Auslöser zu entdecken. Weitere Informationen dazu erhalten Sie im Kapitel »Rauchertagebuch« → Seite 117).
- Rauchen Sie morgens, nachmittags und abends jeweils eine Zigarette mit geschlossenen Augen. Öffnen Sie die Augen erst, wenn Sie die Zigarette ausdrücken wollen. Diese Aufgabe wird Ihnen wahrscheinlich besonders schwerfallen. Sollte es einmal nicht richtig funktionieren, wiederholen Sie die Prozedur mit der nächsten Zigarette, bis es klappt.
- Wenn Sie zu Hause sind, rauchen Sie nicht auf dem Balkon oder im Garten. Gehen Sie stattdessen nach draußen und überqueren Sie erst die Straße, bevor Sie sich Ihre Zigarette anzünden. Schnee, Wind und Regen sollten für hart gesottene Raucher kein Hindernis sein.
- Rauchen Sie nicht in geschlossenen Räumen, z. B. zu Hause, im Auto, im Büro, in Raucherzonen von Flug-

häfen usw., auch wenn es erlaubt ist. Das stärkt die Selbstdisziplin und die Fähigkeit, in Zukunft Versuchungen zu widerstehen.

- Vermeiden Sie die Gesellschaft von Rauchern. Grundsätzlich sollten Sie nur alleine rauchen.
- Planen Sie Ihre Rauchpausen im Voraus und halten Sie sich daran. Während dieser Pausen sollten Sie keinen Kaffee trinken.
- Jeden zweiten Tag die Duschzeit von morgens auf abends oder umgekehrt ändern. An den letzten beiden Tagen vor dem Tag X zweimal täglich duschen, einmal morgens und einmal abends.
- Loggen Sie sich in den zwei Wochen vor dem Tag X nur kurz, aber nicht öfter als dreimal täglich bei Facebook & Co. ein.
- Schalten Sie Ihr Mobiltelefon vor dem Schlafengehen möglichst vollständig aus. So können Sie entspannt und erholsam schlafen.
- Schauen Sie jeden Tag die Nachrichten auf einem anderen Sender.
- Entdecken Sie exotische und unbekannte Lokale und Restaurants in Ihrer Nähe. Seien Sie neugierig und flexibel. Probieren Sie immer wieder etwas Neues aus.
- Planen Sie Ihren nächsten Urlaub an einem ungewöhnlichen Ort.
- Benutzen Sie, wann immer möglich, die Treppe statt des Aufzugs. Nutzen Sie jede Gelegenheit, um sich in Bewegung zu setzen. Das tut Körper und Geist gut und stärkt die Selbstdisziplin.
- Tauschen Sie zweimal pro Woche das Auto gegen das Fahrrad oder öffentliche Verkehrsmittel für den Weg

zur Arbeit. Ändern Sie Ihre Routine, schaffen Sie sich neue gesunde Gewohnheiten.

• Wechseln Sie mehrmals pro Woche den Arbeitsweg. So vermeiden Sie Automatismen und verbessern Ihre Anpassungsfähigkeit an Veränderungen im Tagesablauf.

• Bei der nächsten Autofahrt eine halbe Stunde früher losfahren. Suchen Sie sich einen Autobahnabschnitt ohne Geschwindigkeitsbegrenzung oder mit einer Höchstgeschwindigkeit von 120 km/h. Wenn es die Verkehrslage zulässt, fahren Sie 5 Minuten mit Tempomat bei maximal 100 km/h. Ziel ist es, Ihre Geduld und Selbstbeherrschung in Stresssituationen zu trainieren. Wiederholen Sie diese Übung mindestens einmal pro Woche über einen Zeitraum von zwei Wochen.

Tipps

• Machen Sie eine Liste der Gewohnheiten, die Sie zum Rauchen verleiten. Diese alten Gewohnheiten sollten Sie in den nächsten 12 Wochen »ablegen« und stattdessen etwas Neues beginnen. Seien Sie kreativ und schreiben Sie auf, was Sie dafür machen können.

• Notieren Sie etwaige Rückschläge und entsprechende Lösungen bei der Umsetzung von Veränderungen.

• Seien Sie geduldig mit dem Tempo der Veränderung. Auch mit kleinen Schritten können Sie einen weiten Weg zurücklegen, ohne dass Sie sich dabei erschöpfen.

• Feiern Sie Ihre Erfolge.

• Seien Sie offen für einen neuen Lebensstil und suchen Sie ständig nach sinnvollen Veränderungen in Ihrem Alltag.

- Gehen Sie mit Frustration und gelegentlichen Misserfolgen gelassen um.
- Rückschläge sind ein Teil des Lebens und dürfen kein Grund sein, das Ziel nicht zu erreichen.
- Denken Sie an einen Ersatz für das Rauchen (→ Seite 97). Das gibt Ihnen Mut und Motivation, auch nach dem Tag X rauchfrei zu bleiben. Der Ersatz dient Ihnen als ständige Erinnerung an Ihren Vorsatz, nie wieder mit dem Rauchen anzufangen.
- Nehmen Sie die Herausforderung der Veränderung ernst und überlegen Sie, ob eine der neuen Gewohnheiten, die Sie sich angeeignet haben, zu einer Belohnung oder zu einem langfristigen Ersatz für das Rauchen werden könnte.
- Wie wäre es mit einem täglichen Spaziergang als Teil Ihres neuen Lebensstils?

Der Zigarettendiktatur entkommen

Rauchen kann sich negativ auf wichtige Lebensbereiche wie Studium, Beruf, Familie, Sozialleben usw. auswirken. Die Zigarette bestimmt in vielerlei Hinsicht Ihren Tagesablauf und setzt bestimmte Verhaltensnormen, nur um Ihre Nikotinsucht zu befriedigen. Echte Prioritäten werden verschoben, was negative Folgen haben kann. Mit anderen Worten: Ihre Entscheidungsfreiheit und damit Ihre Leistungsfähigkeit werden durch das ständige Rauchen eingeschränkt, ohne dass Sie es selbst merken.

Rauchen ist ein Dauerproblem am Arbeitsplatz, das mit Anspannung und Stress verbunden ist. Die Raucherpausen sind eine Geschichte für sich, und es ist schwierig, die materiellen und immateriellen Kosten zu beziffern. Auf jeden Fall sind die Kosten für Arbeitgeber und Arbeitnehmer sehr hoch, wenn man alles zusammenzählt: Gesundheitsschäden, Krankheitstage, vorzeitiger Tod und Produktivitätsverlust, wie der folgende Fall zeigt.

Ein Raucher unterbricht in der Regel jede Stunde seine Arbeit, um eine Zigarette zu rauchen. Nach ein paar Minuten ist alles vorbei, er setzt sich wieder an seinen Schreibtisch und macht im besten Fall dort weiter, wo er vor der Pause aufgehört hat. Einige der guten Ideen, die er vor der Zigarettenpause hatte, sind vielleicht schon verflogen. Das passiert mindestens 8 Mal am Tag während der Arbeit. Unter solchen Umständen fragt man sich, wer das Sagen hat: der Mensch oder die Zigarette?

Geht Ihnen die Diktatur der Zigarette auch so auf die Nerven? Das kann geändert werden, und Sie sind nicht länger gezwungen, sich damit abzufinden. Unser Aktionsplan (Teil 1 dieses Ratgebers) zeigt Ihnen den Weg in eine Welt ohne Rauchzwang, ohne Zigarettenabhängigkeit. Dort erfahren Sie, wie Sie Ihre neue und einzigartige Freiheit gewinnen können.

Fazit
Der Rauchstopp ist die einzig sinnvolle Option, um die Kontrolle über das eigene Leben zurückzugewinnen. Die Alternative wäre, den Kopf in den Sand zu stecken und sich immer tiefer in die Sklaverei des Rauchens zu verstricken.

Wenn Sie jetzt nicht handeln, kann es Jahre dauern, bis Sie sich wieder mit dem Thema Rauchstopp beschäftigen. Und dann ist es vielleicht schon zu spät. Ergreifen Sie diese Chance und wagen Sie den Schritt, Ihren Lebensstil zu ändern – und schon in wenigen Wochen können Sie rauchfrei sein.

Selbstdisziplin trainieren

Je mehr Sie in den letzten zwei Wochen vor dem Tag X an Ihrer Selbstdisziplin arbeiten, desto entspannter werden Sie ihn erleben. Mit der nötigen Selbstdisziplin werden Sie es schaffen, das Rauchen aus Ihrem Leben zu verbannen.

Warum ist das Training der Selbstdisziplin so wichtig?

- *Vor dem Rauchstopp:* Sie sollten systematisch gegen Ihre Nikotinsucht vorgehen und beginnen, Ihren Lebensstil grundlegend zu ändern. Disziplin und Entschlossenheit spielen hierbei eine Schlüsselrolle für Ihre Zukunft als Nichtraucher.
- *Nach dem Rauchstopp:* In den ersten 12 Wochen sollten Sie besonders diszipliniert und konsequent vorgehen, um Ihren neuen Lebensstil zu festigen. Dadurch können Sie eine langfristige Strategie entwickeln und umsetzen, um schwierige Situationen, die zu einem Rückfall führen könnten, frühzeitig zu erkennen. So können solche Gefahren vermieden und gegebenenfalls wirksam bewältigt werden.

Selbstdisziplin fällt aber nicht vom Himmel, sondern muss trainiert werden. Unser Aktionsplan zeigt Ihnen den Weg und bietet Ihnen eine solide Grundlage für Ihren Rauchstopp. Jetzt sind Sie an der Reihe – Sie müssen Ihr Leben selbst in die Hand nehmen.

Im Folgenden finden Sie eine Liste von Tipps, die Ihnen helfen sollen, Ihre Selbstdisziplin zu trainieren und sich nicht von Ihrem Ziel ablenken zu lassen. Bitte erledigen Sie die unten beschriebenen Aufgaben. Dann sind Sie für den Rauchstopp-Tag bestens gerüstet.

Tipps
- Lesen Sie diesen Ratgeber vollständig durch, bevor Sie einen Termin für Ihren Rauchstopp festlegen. Informieren Sie sich vorab über die verschiedenen Alternativen und Hilfsmittel für einen entspannten Rauchstopp. So können Sie sich optimal auf den Start in ein neues, rauchfreies Leben vorbereiten (→ Seite 29).
- Vereinbaren Sie drei bis vier Wochen vor dem Rauchstopp-Tag einen Termin mit Ihrem Hausarzt. Besprechen Sie mit ihm Themen wie:
  - Ihren derzeitigen Gesundheitszustand
  - Verträglichkeit, Wirkung und Nebenwirkungen Ihrer derzeitigen Medikamente im Hinblick auf eine medikamentöse oder nikotinbasierte Entwöhnungstherapie
  - Ihre Belastbarkeit für sportliche Aktivitäten
  - Das Angebot von Raucherentwöhnungsgruppen in Ihrer Umgebung

- Führen Sie Tagebuch über Ihren Zigarettenkonsum in den zwei Wochen vor dem Tag X (→ Seite 117).
- Werfen Sie regelmäßig einen Blick in Ihr Rauchertagebuch. Nach einigen Tagen sollten Sie die meisten Auslöser für Ihre »wichtigen Zigaretten« identifiziert haben. Gehen Sie die Situationen durch, die diese Auslöser hervorrufen. Überlegen Sie, wie Sie diese Auslöser in Zukunft vermeiden können.
- Prioritäten setzen und auflisten. Denken Sie daran: Sie und Ihr Wohlbefinden stehen an erster Stelle.
- Setzen Sie sich neben Ihren Hauptzielen auch kleine Zwischenziele und geben Sie sich genügend Zeit, diese zu erreichen.
- Lassen Sie sich nicht hetzen. Gehen Sie alles, was Sie tun, ruhig und gelassen an.
- Denken Sie an die Vorteile und die verbesserte Lebensqualität, die Sie nach dem Rauchstopp erwarten. Schmieden Sie neue Pläne für die Zeit danach. Legen Sie fest, in welche Richtung sich Ihr Leben entwickeln soll.
- Auf dem Weg in eine rauchfreie Zukunft ist alles möglich. Wenn Sie einmal mit dem Rauchen aufgehört haben, gibt es kaum eine Herausforderung, der Sie sich nicht stellen können.
- Sorgen Sie für Ruhe und Ordnung in Ihrem Umfeld.
- Vermeiden Sie unnötigen Stress und Hektik. Alltägliche Probleme so weit wie möglich ausklammern.
- Stehen Sie früh auf, machen Sie regelmäßig Spaziergänge und Sport.

Selbstvertrauen stärken

Vielleicht haben Ihre bisherigen Entwöhnungsversuche Ihr Selbstvertrauen auf eine harte Probe gestellt, aber es ist noch Zeit für einen Neuanfang. Sie sind überzeugt, dass Sie jetzt etwas unternehmen müssen, um eine gefährliche Gewohnheit ein für alle Mal aus Ihrem Leben zu verbannen. Die Zigarette soll endlich aus Ihrem Alltag verschwinden, das ist Ihr fester Vorsatz! Jetzt geht es darum, sich weiter intensiv auf einen entspannten Rauchstopp vorzubereiten. Dafür haben Sie zwei Wochen Zeit.

Haben Sie keine Angst vor Entzugserscheinungen. Wie bereits im Kapitel 2 (→ Seite 29) erläutert, sind diese unangenehmen Begleiterscheinungen mit der Nikotinersatztherapie oder mit Medikamenten gut in den Griff zu bekommen.

Ihr Wegweiser zum Rauchstopp ist der Aktionsplan, den Sie im ersten Teil dieses Buches kennengelernt haben. Ich wiederhole hier die drei wichtigsten Punkte dieses Plans, der Ihr Leben verändern wird:

• Neutralisierung der Entzugserscheinungen
• Änderung der Gewohnheiten
• Ersatz für das Rauchen

Der Rauchstopp wird in wenigen Wochen Wirklichkeit, wenn Sie diese drei Schritte beachten und umsetzen. Darauf können Sie sich verlassen. Danach werden Sie Ihr

Leben ohne die ständige Last des Rauchverlangens viel intensiver genießen, das verspreche ich Ihnen.

Tipps
- Bleiben Sie nicht in der Vergangenheit hängen und lassen Sie sich von Rückschlägen nicht entmutigen. Schauen Sie nach vorn und haben Sie Vertrauen in Ihre eigene Veränderungskraft.
- Setzen Sie auf Ihre Stärken. Die Umsetzung des Aktionsplans zur Tabakentwöhnung erfordert nicht nur Disziplin, sondern auch Vertrauen in die eigene Fähigkeit, den bisherigen Lebensstil zu ändern.
- Bei regelmäßiger körperlicher Aktivität werden Botenstoffe ausgeschüttet, die das Verlangen nach einer Zigarette lindern und das Selbstwertgefühl steigern.
- Gehen Sie durch einen Park und lassen Sie Ihrer Fantasie freien Lauf. Schauen Sie sich die Natur an. Seien Sie zuversichtlich: In wenigen Tagen können Sie Ihren Traum vom Nichtrauchen verwirklichen!
- Sie können auch ohne Zigarette schöne Momente erleben. Nehmen Sie in den zwei Wochen vor dem Rauchstopp bei Spaziergängen möglichst keine Zigarette mit. Das fördert die Selbstkontrolle und das Selbstvertrauen.
- Wenn möglich, gehen Sie schwimmen. Das Schwimmen lenkt die Gedanken von der Zigarette ab und sorgt für Entspannung von Körper und Geist.
- Sie wollen Stress abbauen und haben keine Lust auf Laufen oder Schwimmen? Dann wählen Sie eine andere körperliche Aktivität, die Ihren Interessen, Ihrem Alter und Ihrem Gesundheitszustand entspricht, etwa

Fußball, Volleyball, Radfahren oder Tennis. Auch Tanzen und Yoga sind gute Alternativen, da sie Ausdauer, Entspannung und Selbstvertrauen fördern.

- Egal, welche Sportart Sie wählen, machen Sie nicht den Fehler, sich mit anderen zu messen oder zu vergleichen. Konzentrieren Sie sich auf sich selbst und Ihren Entschluss, bald mit dem Rauchen aufzuhören.
- Genießen Sie entspannende Musik. Eine Stunde mit Chopin, Mahler, Liszt oder Debussy ist wie eine Kur für Körper und Seele. Die Musik von Smetana, Morricone oder Grieg lässt Sie träumen und bringt Sie schnell wieder ins Gleichgewicht. Dem Rauchstopp steht nichts mehr im Wege.

Selbstbewusst zum Rauchstopp

Yes, you can!

Stress zu Hause oder bei der Arbeit, Langeweile oder einfach der Automatismus – all das sind Auslöser für das ständige Verlangen nach der nächsten Zigarette. Denken Sie daran, dass diese Auslöser nicht einfach aus der Welt verschwinden, nur weil Sie mit dem Rauchen aufgehört haben. Deshalb sollten Sie sich schon jetzt Gedanken darüber machen, wie Sie in Zukunft ohne die »Krücke« Zigarette damit umgehen wollen. Ein gestärktes Selbstbewusstsein ist die richtige Antwort, um konstruktiv mit den verschiedenen Ursachen des Rauchens umzugehen. Die Wahrheit ist, dass Rauchen Ihre Probleme nicht löst, sondern nur verschlimmert. Wenn

Sie das begreifen, beginnt die Macht der Zigarette über Sie zu bröckeln.

Sie rauchen immer noch, aber hoffentlich viel bewusster als früher. Haben Sie schon einmal darüber nachgedacht, woher das Verlangen nach einer Zigarette kommt? Die Antwort finden Sie in Ihrem Rauchertagebuch. Es ist an der Zeit, wieder einmal einen Blick in Ihre Aufzeichnungen zu werfen (→ Seite 117). Sie werden feststellen, dass es in Ihrem Alltag immer wieder Situationen und Ereignisse gibt, die Sie automatisch zum Rauchen verleiten, ohne dass Sie sich dessen bewusst sind. Dies geschieht 20, 30 oder mehr Mal am Tag und wird im Gehirn gespeichert und zur Gewohnheit verarbeitet. Dieser Automatismus ist für etwa 80 % Ihres täglichen Zigarettenkonsums verantwortlich. Vergessen Sie nicht: Sie selbst haben den größten Teil der gerauchten Zigaretten bewusst als »unwichtige Zigaretten« eingestuft. Offensichtlich beherrscht dieser Automatismus Ihren Alltag. Denn gerade, weil diese Zigaretten »unwichtig« sind, lassen sie sich mit der Nikotinersatztherapie, Medikamenten oder alternativen Methoden schnell und problemlos aus dem Gedächtnis löschen. Bleiben die 20 %, die Sie als »wichtige Zigaretten« bezeichnet haben, also etwa fünf Zigaretten, wenn Sie täglich eine Schachtel rauchen. Das ist zwar von der Menge her nicht die ganze Welt, aber gegen diese wenigen Zigaretten kann man jahrzehntelang ankämpfen, oft ohne Erfolg. Hier muss man selbstbewusst und entschlossen gegensteuern.

Je nach Schwierigkeitsgrad helfen Ihnen dabei:

- Die Nikotinersatztherapie
- Die Medikamente
- Die Alternativtherapien
- Die Verhaltenstherapie
- Die Raucherentwöhnungstherapie, individuell oder in Kleingruppen

Die »wichtigen Zigaretten« und ihre Auslöser sind die eigentliche Herausforderung, die es zu erkennen und zu überwinden gilt.

Eines ist sicher: Sie wissen schon, wo es bei Ihnen brennt, und wie Sie dagegen reagieren können. Damit sind Sie nur noch einen Schritt vom Rauchstopp entfernt. Wenn Sie selbstbewusst an die Sache herangehen und die richtigen Maßnahmen ergreifen, steht Ihnen nichts mehr im Wege – außer dem Sieg über die Zigarette.

So lernen Sie, sich selbst zu schätzen:

Tipps
- Entdecken Sie Ihre eigenen Tugenden.
- Glauben Sie an Ihre Fähigkeiten.
- Vergleichen Sie sich nicht mit anderen.
- Vergleichen Sie sich nur mit sich selbst in der Vergangenheit und mit dem, was Sie sich für die Zukunft vorgenommen haben.
- Suchen Sie nach Lösungen, anstatt zu jammern.
- Seien Sie beharrlich und zielstrebig.
- Lernen Sie aus den Erfahrungen der Vergangenheit und wiederholen Sie nicht immer dieselben Fehler.

- Erkennen Sie Ihre Schwächen und Stärken.
- Akzeptieren Sie sich so, wie Sie sind.
- Sie sind einzigartig auf der Welt.
- Rufen Sie sich Ihre Erfolge ins Gedächtnis.
- Denken Sie an Ihre Zukunft.
- Achten Sie auf sich selbst.
- Setzen Sie sich sinnvolle Ziele.
- Gönnen Sie sich endlich Zeit für sich selbst.
- Beginnen Sie mit kleinen Dingen.
- Wagen Sie einen Neuanfang.
- Seien Sie stolz auf das, was Sie schon erreicht haben.
- Versuchen Sie, neue rauchfreie Freundschaften zu schließen.
- Haben Sie Vertrauen, der bevorstehende Versuch wird ganz entspannt ablaufen.

Lassen Sie sich nicht von Mythen täuschen

Was bedeutet Rauchen für Sie? Genuss? Spaß? Trost? Gesellschaft? Beschäftigung? Entspannung?

Mythen entkräften

Raucher benötigen eine Rechtfertigung für ihre Nikotinsucht. Nur so können sie ihren gesunden Menschenverstand betäuben und unbekümmert weiterrauchen. Das Anzünden einer Zigarette wirkt wie ein kurzfristiges Beruhigungsmittel für Körper und Geist, was natürlich falsch ist.

Eine erfolgreiche Raucherentwöhnung setzt voraus, dass

sich der Raucher mit der wahren Bedeutung seiner Nikotinabhängigkeit auseinandersetzt und mit allen Mythen aufräumt.

Bei manchen Rauchern entsteht nach der Auflösung vieler Mythen eine Art Vakuum, das nach einer Reaktion ihrerseits verlangt. Die beste Antwort besteht darin, einen langfristigen Ersatz nicht nur für die Zigarette, sondern auch für die damit verbundenen Rituale zu schaffen (→ Seite 97).

Nachfolgend einige der häufigsten Mythen im Alltag von Rauchern:

- *Ich rauche, um mich zu entspannen.*
  Rauchen erhöht die Herzfrequenz. Ein schneller Herzschlag ist kein Zeichen für Entspannung, sondern für Stress.

- *Die Zigarette hilft mir, mit den Problemen des Alltags besser fertig zu werden.*
  Der Sauerstoffmangel im Gehirn trübt die Wahrnehmung der Realität und beeinträchtigt damit Ihre Leistungsfähigkeit. Die Folge ist eine Verschärfung der Probleme, nicht aber eine Verbesserung der Situation.

- *Rauchen hilft mir, stressige Situationen zu bewältigen.*
  Stress bewältigt man mit Entspannung, klarem Denken und Selbstvertrauen, nicht mit Zigaretten.

- *Allein der Gedanke, wie ich die Hektik des Alltags ohne meine Zigaretten bewältigen soll, ist mir unerträglich.*
  Haben Sie schon einmal darüber nachgedacht, woher diese Hektik kommt und wie sie durch Ihren Lebensstil gefördert wird? Es ist an der Zeit, die Initiative zu ergreifen und Ihr Leben grundlegend zu verändern (→ Seiten 86, 92).

- *Rauchen wirkt sich positiv auf meine Konzentration aus.*
  Das stimmt nicht. Rauchen führt zu Sauerstoffmangel im Blut und damit zu einer verminderten Sauerstoffversorgung des Gehirns und in der Folge zu Konzentrationsstörungen.

- *Meine Hand ist mit der Zigarette beschäftigt.*
  Mit einem Kugelschreiber oder einem Gummiband in der Hand kann man sich genauso gut beschäftigen, mit dem großen Unterschied, dass man sich dabei nicht selbst schadet.

- *Ohne meine Zigarette nehme ich auf jeden Fall eine Menge Kilos zu.*
  Falsch! Schauen Sie sich die Raucher auf der Straße genau an und Sie werden feststellen, dass viele von ihnen auch übergewichtig sind. Übergewicht lässt sich mittel- und langfristig vermeiden, indem man sich weiterhin mit Genuss aber richtig ernährt (→ Seite 165).

- *Mein Job ist alles andere als kreativ, und von meinem Vorgesetzten werde ich dafür ohnehin nie ein Lob*

bekommen. Die Zigarette hilft mir, den Frust und die Perspektivlosigkeit besser zu ertragen.
Sie sind kein Verlierer und sollten sich dringend nach neuen Herausforderungen umsehen. All das kann Ihnen helfen: Einen neuen Job suchen, sich weiterbilden, lesen, meditieren, Musik hören, wandern, Freunde treffen usw. Es gibt viele Alternativen zu Frust und Perspektivlosigkeit. Sie müssen nur danach suchen. Dann finden Sie Ihren Weg aus der Sackgasse. Der Rauchstopp bedeutet für Sie in Ihrer jetzigen Situation eine einmalige Chance, Ihr Leben grundlegend zum Positiven zu verändern.

- *Ich rauche, weil ich es will. Das ist meine freie Entscheidung.*
Falsch! Sie werden zum Rauchen gezwungen, weil Sie nikotinabhängig sind. Denken Sie darüber nach: Eine wirklich freie und kluge Entscheidung wäre es, sich bewusst für einen sanften Rauchstopp, ohne belastende Entzugserscheinungen zu entscheiden. Jetzt haben Sie die Chance dazu.

- *Ich kann aufhören, wann immer ich will.*
Das sagen Sie sich schon seit Jahren und niemand glaubt Ihnen mehr. Wie lange wollen Sie noch warten, um endlich in der Realität anzukommen? Bitte nutzen Sie diese Chance, lesen Sie diesen Ratgeber zu Ende und treffen Sie Ihre Entscheidung, aber seien Sie diesmal ehrlich zu sich selbst. Dann können Sie in den nächsten Wochen beweisen, dass Sie mit dem Rauchen aufhören können.

• *Ich genieße meine Zigaretten ebenso wie Kaffee, Bier oder einen guten Wein.*
Ihr Geschmacks- und Geruchssinn werden durch das Rauchen stark beeinträchtigt. Wenn Sie mit dem Rauchen aufhören, werden Sie erstaunt sein, wie gut viele Speisen und Getränke im Gegensatz zu Zigaretten schmecken und riechen.

• *Heutzutage kann fast alles Krebs auslösen.*
Das gilt insbesondere für Zigaretten. Rauchen ist die häufigste vermeidbare Ursache für Lungenkrebs und andere Krebsarten.

• *Rauchen macht Spaß.*
Macht der Gedanke an Krankheit und vorzeitigen Tod Spaß? Statistisch gesehen wird der Spaß früher oder später zur bösen Realität, und zwar für fast 100 % der Raucher.

• *Die Zigarette ist eine Art Belohnung.*
Eine echte Belohnung sieht anders aus und schadet nicht. Interessanterweise können Nichtraucher auch ohne Zigaretten als vermeintliche Belohnung sehr erfolgreich sein.

• *Light-Zigaretten sind weniger schädlich als normale Zigaretten, da sie weniger Nikotin und Teer enthalten.*
Der Trugschluss: Bei sogenannten Light-Zigaretten inhaliert man den Rauch tiefer und intensiver, um den gleichen Genuss wie bei einer normalen Zigarette zu

erzielen. Gleichzeitig atmet man eine größere Menge der übrigen 5.000 Schadstoffe ein.

- *Ich rauche E-Zigaretten. Die sind doch nicht so schädlich.*
  Fakt ist: Bis heute (Frühjahr 2024) gibt es keine Studien, die diese Behauptungen eindeutig belegen. Im Gegenteil: E-Zigaretten enthalten eine Vielzahl von Schadstoffen, deren Auswirkungen auf den menschlichen Körper nach wie vor Gegenstand der Forschung sind. Von E-Zigaretten ist nichts Gutes zu erwarten, das ist die Realität.

- *Ich habe schon so lange geraucht, dass es sich nicht mehr lohnt, mit dem Rauchen aufzuhören.*
  Solange man lebt, ist es eigentlich nie zu spät, das Blatt zu wenden. Wenn Sie jetzt mit dem Rauchen aufhören, können Sie Ihre Lebensqualität verbessern, unabhängig davon, wie lange Sie schon rauchen und ob Sie bereits unter gesundheitlichen Folgen leiden oder nicht. Aufhören lohnt sich immer!

Blockaden im Kopf lösen

Alle Raucher sind mehr oder weniger von den Folgen des Sauerstoffmangels im Gehirn betroffen. Sie verarbeiten logische Zusammenhänge oft langsamer und fehlerhafter als Nichtraucher. Zudem gibt es bei den meisten Rauchern eine Vielzahl ungelöster Blockaden, die einen stressfreien und dauerhaften Rauchstopp nahezu unmöglich machen. Deshalb ist es wichtig, die eigenen

Blockaden rechtzeitig zu erkennen und zu lösen, denn nur so kann der Weg in ein neues Leben ohne Zigarette geebnet werden.

In den zwei Wochen vor dem Rauchstopp-Tag haben Sie die Möglichkeit, Ihren bisherigen Umgang mit Blockaden, Spannungen und Stresssituationen zu überprüfen und gegebenenfalls zu bearbeiten.

Hier finden Sie einige Beispiele für Blockaden und wie Sie diese auflösen können:

• *Sie sind ein reizbarer Mensch. Stress gehört zu Ihrem Alltag. Nur Zigaretten können Sie besänftigen.*

Der Abbau von Stress ist eine Grundvoraussetzung für den nachhaltigen Rauchstopp. Sie sollten sich mit Entspannungstechniken vertraut machen (→ Seite 92). Hier finden Sie wirksame Entspannungsübungen wie Autogenes Training, Yoga, Meditation, Mentaltraining, Progressive Muskelentspannung nach Jacobson, Entspannungsmassage, Tai-Chi und Qigong.

• *Geduld und Selbstdisziplin sind nicht Ihre stärksten Tugenden. Die Vorbereitung auf den Rauchstopp empfinden Sie als besonders anstrengend. Trotzdem planen Sie, mit dem Rauchen aufzuhören, wissen aber nicht genau, wie Sie mit diesen Anfangsschwierigkeiten umgehen sollen.*

Entspannen Sie sich und denken Sie jetzt nur an Ihr Ziel,

bald mit dem Rauchen aufzuhören! Beginnen Sie mit einer persönlichen Motivationsliste. Nehmen Sie ein Blatt Papier und schreiben Sie auf, warum Sie mit dem Rauchen aufhören wollen. Nehmen Sie sich Zeit und schreiben Sie alle Gründe auf, die Ihnen einfallen. Diese Liste wird Sie lange begleiten und Sie nachhaltig motivieren. Sie wird Sie davon abhalten, in schwierigen Zeiten wieder mit dem Rauchen anzufangen. Darüber hinaus können Sie einen weiteren Schritt tun, indem Sie intensiv an Ihrer Selbstdisziplin arbeiten (→ Seite 67).

• *Sie sind unflexibel und ungeduldig. Es fällt Ihnen schwer, sich auf neue Ideen einzulassen. Die Vorbereitung auf den Rauchstopp ist zeitaufwendig.*

Man muss systematisch vorgehen und sich für die Raucherentwöhnung Zeit nehmen, genauer gesagt 14 Wochen. Wer dauerhaft mit dem Rauchen aufhören will, muss offener für Verhaltensänderungen sein. Das alte Leben muss geändert werden, auch wenn es manchmal sehr mühsam ist.

Die Aufzeichnungen im Rauchertagebuch enthalten wichtige Informationen über Ihren aktuellen Lebensstil und Ihre Rauchgewohnheiten. Schauen Sie sich die Notizen zu Ihren »wichtigen Zigaretten« an und Sie werden Antworten auf viele Ihrer Fragen finden: Was macht es Ihnen so schwer, einen normalen Tagesablauf ohne diese Zigaretten zu führen? Welche Abstriche müssten Sie machen, um Ihren gewohnten Aktivitäten auch ohne die »wichtigen Zigaretten« nachgehen zu können?

Zögern Sie nicht, bei Bedarf Hilfe in Anspruch zu nehmen. Geteiltes Leid ist halbes Leid. Kann Ihnen jemand bei diesem Übergang helfen? Vielleicht einen ehemaligen Raucher? Oder Ihren Hausarzt? Oder die Unterstützung einer Raucherentwöhnungsgruppe?

Seien Sie flexibel und versuchen Sie, neue Ideen und Kontexte zu verstehen und zu akzeptieren. Lassen Sie sich auf Verhaltensänderungen ein (→ Seite 59).

• *Sie rauchen seit vielen Jahren und haben bereits mehrere erfolglose Aufhörversuche hinter sich. Schließlich haben Sie sich mit Ihrem Schicksal abgefunden. Jetzt zweifeln Sie, ob es der richtige Zeitpunkt ist, es noch einmal zu versuchen, denn es ist Ihnen äußerst unangenehm, sich wieder den vorwurfsvollen Blicken von Familie und Bekannten aussetzen zu müssen, falls es nicht klappen sollte. Der Preis des Aufhörens ist Ihnen einfach zu hoch.*

Das größte Hindernis bei Ihren bisherigen Versuchen waren wahrscheinlich die Entzugserscheinungen und Ihr alter Lebensstil. Ich weiß, wie Sie sich fühlen, und ich kann Ihre Sorgen verstehen, denn ich habe ähnliche Erfahrungen gemacht. Es scheint mir offensichtlich, dass Sie tief in Ihrem Inneren mit dem Rauchen aufhören wollen, denn sonst würden Sie diesen Ratgeber nicht in den Händen halten. Glauben Sie mir, es ist gar nicht so schwer, mit dem Rauchen aufzuhören. Folgen Sie einfach den Anweisungen des Aktionsplans.

Tipps

- Raucherentwöhnung beginnt im Kopf! Der Rest kommt fast von selbst.
- Nutzen Sie diese einmalige Chance und fangen Sie jetzt an, Ihren Rauchstopp vorzubereiten. Viele Vorurteile und Blockaden werden sich nach und nach auflösen.
- Träumen Sie von einem neuen Leben, in dem Sie nicht das ständige Verlangen nach einer neuen Zigarette verspüren!
- Vergeuden Sie keine Zeit damit, über vergangene Misserfolge zu lamentieren, sondern machen Sie das Beste daraus! Schauen Sie nach vorn und konzentrieren Sie sich darauf, die bestehenden Blockaden zu lösen und ein neues Leben aufzubauen.
- Geben Sie dem Stress und der Hektik keinen Raum! Entwickeln Sie Ihre eigene Stressbewältigungsstrategie (→ Seite 86).
- Niemand auf der Welt kann Ihr Suchtproblem lösen, nur Sie selbst. Finden Sie einen langfristigen Ersatz für das Rauchen. Dadurch lösen sich die meisten Blockaden im Kopf gewissermaßen »automatisch« (→ Seite 97).
- Sie sollen selbst aktiv werden und Hilfsangebote wie Nikotinersatztherapie, Medikamente, Naturheilverfahren, Einzel- oder Gruppentherapie in Anspruch nehmen.
- Seien Sie mutig und ändern Sie Ihren Lebensstil. Beginnen Sie mit Entspannungsübungen und die Blockaden werden immer weniger.
- Befreien Sie sich von alten Rauchgewohnheiten. Suchen Sie sich etwas Neues. So schaffen Sie Platz für einen Neuanfang ohne Rauchverlangen.

- Hören Sie endlich auf, sich das Rauchen schönzureden. Die Zigarette ist und bleibt eine Droge, die einem im wahrsten Sinne des Wortes die Freiheit nimmt.

Meine persönliche Erfahrung

Die Vorstellung, ohne Zigaretten auszukommen, hat mich damals sehr belastet. Diese mentale Blockade hielt jahrzehntelang an, und irgendwann hatte ich mich damit abgefunden, bis mich die schockierende Nachricht von einem Freund, der an den Folgen des Rauchens erstickt war, wachrüttelte und meine Blockade endlich aufbrach. Nachdem ich den ersten Schock überwunden hatte, beschloss ich, einen neuen Versuch zu starten, diesmal mithilfe von Nikotinpflastern und Nikotinspray. Gleichzeitig begann ich, wichtige Veränderungen in meinem Alltag vorzunehmen. Das Ergebnis: Der Übergang vom Raucher zum Nichtraucher ist schließlich reibungslos und stressfrei verlaufen.

Wenn ich heute auf mein Leben zurückblicke, wird mir klar, dass es einen Wendepunkt gab, an dem ich einfach nicht mehr rauchen wollte. Der Tod eines Freundes war ein Weckruf, aber nicht der entscheidende.

Was könnte diese bisher ungewohnte Entschlossenheit auslösen und die Blockade für allemal auflösen? Autosuggestion? Angst? Schuldgefühle? Wut? Frustration? Unzufriedenheit? Ekel? Sehnsucht nach Veränderung, nach Unabhängigkeit, nach Freiheit? All das brachte mich schließlich dazu, die eiserne Kette zu sprengen, die meinen klaren Verstand so viele Jahre blockiert hatte.

Eine Art »Klick«, kurz bevor ich mit dem Rauchen aufhörte, ließ mich Zigaretten von einem Moment auf den anderen hassen.

Die positiven Spätfolgen dieses »Klicks« spüre ich noch heute, fast sieben Jahre nach meinem Rauchstopp. Es hat sehr, sehr lange gedauert, aber schließlich habe ich es geschafft, auch in meinem Kopf, mit dem Rauchen aufzuhören. Und das war der große Durchbruch in meinem Leben!

Der Umgang mit Stress

Stress und Zigaretten

»Die Zigarette beruhigt und baut Stress ab«, glauben die meisten Raucher. Falsch!

Richtig ist, dass es einen engen Zusammenhang zwischen Stress und dem Rauchen gibt. Wenn die Nikotinkonzentration im Körper einige Minuten nach der letzten Zigarette abgebaut ist, steigt die Spannung im Kopf allmählich wieder an. Dadurch entsteht das Verlangen nach der nächsten Zigarette und man muss bald wieder rauchen. Ein Teufelskreis!

Fazit

Diesen Teufelskreis gilt es zu durchbrechen, wenn man endgültig mit dem Rauchen aufhören will.

Stress und seine Auslöser

Stress ist eine der Hauptursachen für die mentale Abhängigkeit von Zigaretten. Um dieses Problem wirksam angehen zu können, muss man mehr über die Dynamik von Stress erfahren.

Die Weltgesundheitsorganisation (WHO) definiert Stress als die natürliche Schutzreaktion des Körpers auf Veränderungen der gewohnten Routine und auf bedrohliche oder gefährliche Situationen. Dieser Mechanismus versetzt uns in einen Alarmzustand, der körperliche und emotionale Veränderungen auslöst.

Häufige Ursachen von Stress sind:
• Übermäßiger Leistungsdruck bei der Arbeit
• Turbulenzen im Familienleben
• Negative Erlebnisse
• Finanzielle Schwierigkeiten
• Rat- und Hilflosigkeit
• Schlechtes Umfeld

Einzelne akute Stresssituationen sind in den meisten Fällen von kurzer Dauer und hinterlassen keine bleibenden Schäden. Andere können jedoch sehr heftige Reaktionen auslösen und schwerwiegende Folgen nach sich ziehen.

Das Anzünden einer Zigarette scheint zunächst beruhigend zu wirken. Das Gegenteil ist der Fall: Rauchen schwächt das logische Denken und führt zu Fehlentscheidungen, die man später bereut. Chronischer Stress wiederum kann zu schweren Depressionen, Angstzuständen,

Konzentrationsstörungen, Stimmungsschwankungen und anderen ernsthaften Erkrankungen führen.

Das schnelle und unbeständige Tempo, in dem wir heute leben, zwingt an, ständig wechselnde Realitäten anzupassen. Der Druck und die Leistungsanforderungen sind sehr hoch und es gelingt uns nicht immer, mit Ruhe und Gelassenheit auf diese Entwicklungen zu reagieren. Die Folge ist Dauerstress, der irgendwann chronisch und gefährlich werden kann. Kein Wunder, dass Tabak-, Alkohol- und Drogenkonsum zunehmen.

Stress und seine Auswirkungen auf das mentale Wohlbefinden
Stress ist eine Belastung für die Psyche und kann sich auf verschiedene Art und Weise äußern:

* Unkontrollierbares Verlangen nach Nikotin, Alkohol oder anderen Drogen
* Unsicherheit und mangelndes Selbstvertrauen
* Wut und Aggressivität
* Stimmungsschwankungen
* Angstzustände
* Konzentrationsstörungen
* Reizbarkeit und übersteigerte Reaktionen

Stress und seine Auswirkungen auf das körperliche Wohlbefinden
Stress hat viele negative Auswirkungen auf den Körper, darunter:

- Kopfschmerzen
- Migräneanfälle
- Muskelschmerzen
- Herzklopfen
- Erhöhter Blutdruck
- Erhöhte Anfälligkeit für Infektionen

Dauerstress und seine Auswirkungen
Bestimmte körperliche und mentale Folgen, die bei chronischem Stress auftreten können, erfordern eine fachgerechte Behandlung. Klassische Beispiele sind:

- Depression
- Schlaflosigkeit
- Nikotinmissbrauch
- Alkoholmissbrauch
- Konsum anderer illegaler Drogen
- Körperliche Gewalt gegen Dritte
- Selbstmordgedanken
- Selbstmordversuche
- Herzinfarkt
- Vorzeitige Alterung des Gehirns bei über 40-Jährigen
- Demenz

Der richtige Umgang mit Stress- und Belastungssituationen
Wie reagieren Sie, wenn Sie plötzlich in eine extreme Stresssituation geraten? Als Raucher würden Sie sich zuerst eine Zigarette anzünden, oder? Sie würden sich sofort erleichtert fühlen und denken, dass Sie die Situation jetzt unter Kontrolle hätten.

Wie lässt sich dieses angenehme Gefühl der Selbstsicherheit erklären, das sich plötzlich einstellt? Ganz einfach: Das Nikotin, das mit der Zigarette inhaliert wird, bindet sich an bestimmte Rezeptoren im Gehirn und schüttet in Sekundenschnelle das Glückshormon Dopamin aus. Das Problem: Kurz nachdem die Zigarette zu Ende geraucht ist, wird der Raucher wieder mit der harten Realität konfrontiert. Die Zigarette hat das Problem nicht aus der Welt geschafft. Eine Folge des Rauchens ist die verminderte Sauerstoffversorgung des Gehirns und damit die Beeinträchtigung der Denk- und Reaktionsfähigkeit. Eine weitere Verschärfung der Stresssituation ist damit vorprogrammiert.

Vom Aufwachen bis zum Schlafengehen sind wir Stresssituationen ausgesetzt. Viele dieser Situationen führen dazu, dass Raucher oft unbewusst zur Zigarette greifen.

Bemerkenswert ist jedoch, dass die Mehrheit der Weltbevölkerung nicht raucht und fast alle auch Stresssituationen erleben, aber keine Zigarette brauchen, um sie zu bewältigen. Dies verdeutlicht, wie trügerisch der vermeintliche Stressabbau durch Rauchen ist.

Was können Sie gegen Stress unternehmen?

Tipps
* *Vorausdenken und vorbeugen*
  Vermeiden Sie nach Möglichkeit Situationen, die Stress auslösen können.

- *Mit der Stresssituation umgehen*
  Das Anzünden einer Zigarette löst das Problem nicht.
  Bleiben Sie ruhig und versuchen Sie, versöhnlich und
  ausgeglichen zu reagieren. Heftige Konfrontationen
  und Drohungen verschlimmern die Situation nur.

- *Flucht aus der Stresssituation*
  Lassen Sie die Situation nicht eskalieren. Versuchen
  Sie, die Lösung des Problems auf einen Zeitpunkt
  zu verschieben, an dem alle Beteiligten wieder klar
  denken können. Sollte dies nicht möglich sein, ist zu
  überlegen, ob ein einseitiger Austritt zum jetzigen Zeitpunkt nicht die klügere Lösung wäre.

- *Professionelle Hilfe suchen*
  Wenn Sie vermuten, dass Ihr Stress ein chronisches
  Ausmaß erreicht hat, sollten Sie auf jeden Fall profes-
  sionelle Hilfe in Anspruch nehmen. Solange Sie Ihren
  Stress nicht unter Kontrolle haben, sollten Sie nicht
  versuchen, mit dem Rauchen aufzuhören.

- *Entspannungsübungen*
  Um sich optimal zu entspannen und der Versuchung
  eines Rückfalls zu entgehen, sollten Sie regelmäßig
  bestimmte Entspannungsmethoden anwenden. Diese
  werden im folgenden Kapitel beschrieben.

Entspannungsmethoden

Ein entspannter und ausgeglichener Mensch ist um ein Vielfaches leistungsfähiger, was zu einer Verbesserung der Lebensqualität und zu einer deutlichen Erhöhung der Stressresistenz führt.

Entspannung ist nicht nur vor, sondern auch nach dem Rauchstopp wichtig. Wer entspannt ist, kann leichter mit dem Rauchen aufhören und ist weniger anfällig für Rückfälle. Regelmäßige Entspannungsübungen sollten vor allem im ersten Jahr nach dem Rauchstopp zum neuen rauchfreien Lebensstil gehören.

Einige Techniken erfordern zwar eine persönliche Anleitung, aber alle Rauchertypen können diese natürlichen Methoden anwenden. Viele dieser Übungen können auch im Internet erlernt werden.

Gelegenheitsraucher: Die Anwendung von Entspannungstechniken allein kann für gelegentliche Raucher genügen, um ohne weitere Hilfsmittel das Rauchen aufzugeben. Probieren Sie es einfach!

Gewohnheits- und Kettenraucher: Sind Sie ein typischer Raucher, der täglich eine Schachtel Zigaretten konsumiert, oder sind Sie vielleicht ein Kettenraucher? In beiden Fällen können natürliche Verfahren und Entspannungsmethoden eine hervorragende Ergänzung nicht nur zur Nikotinersatztherapie, sondern auch zur medikamentösen Therapie sein.

Entspannungstechniken im Überblick

Yoga

Diese Art der Entspannung wurde in mehreren wissenschaftlichen Studien untersucht und ihre positive Wirkung auf Körper und Seele ist erwiesen. Die wichtigsten Techniken des Yogas sind mit Atmung, Bewegung und Meditation verbunden. Zu den positiven Einflüssen zählen unter anderem das zentrale Nervensystem und das Herz-Kreislauf-System. Regelmäßige Yogaübungen vor und nach dem Rauchstopp wirken sich auch fördernd auf die mentale Gesundheit und die Motivation zum Durchhalten aus.

Yoga ist eine traditionelle Entspannungsmethode, die nichts mit Religion oder Glauben zu tun hat.

Meditation

Eine Reihe von Studien hat gezeigt, dass Menschen, die regelmäßig meditieren, von den positiven Auswirkungen der Entspannung profitieren. Ehemalige Raucher verbessern durch Meditation ihre Konzentrationsfähigkeit und lernen, ausgeglichener mit ihren Gefühlen umzugehen. So lässt sich das neue Leben ohne Zigarette entspannter, bewusster und intensiver erleben.

Mentales Training

Das mentale Training dient der Optimierung der eigenen Fähigkeiten, um das Denken und die Gefühle zu verfeinern. Diese Selbsterkenntnis ist für den Rauchstopp von zentraler Bedeutung, um die alten Rauchgewohnheiten ohne Verlustgefühle und Frustration aufgeben zu können. Zum mentalen Training gehören verschiedene Arten der Meditation, die zu Hause, im Büro oder im Freien praktiziert werden können.

Auch bei einem Spaziergang im Park oder im Wald kann man üben. Der Duft der Blumen, das Gezwitscher der Vögel und das Rauschen des Windes werden Ihre Begleiter sein. Sie werden eine Menge positiver Energie sammeln, die Sie in den Wochen vor und unmittelbar nach dem Rauchstopp gut gebrauchen können.

Autogenes Training

Es handelt sich um eine Methode der Tiefenentspannung, die auf dem Prinzip der Autosuggestion beruht und vor über 100 Jahren von einem deutschen Psychiater entwickelt wurde.

Ziel des Trainings ist der Abbau von Verspannungen und Stress, um zu mehr Gelassenheit und Wohlbefinden zu gelangen. Die Übungen können in der Gruppe oder alleine durchgeführt werden, wobei die autosuggestiven Sätze mehrmals wiederholt werden, bis sich ein angenehmes Gefühl von Wärme und Schwere in Armen und Beinen und ein ruhigerer Herzschlag einstellen.

Diese Methode ist auch für Anfänger einfach zu erlernen. Sie entlastet die Zeit vor und nach dem Rauchstopp und hilft, ein neues Leben ohne Zigaretten auf eine solide Basis zu stellen.

Progressive Muskelentspannung nach Jacobson
Auch diese Technik ist leicht zu erlernen und anzuwenden. Bei dieser Methode werden die Muskeln in einer bestimmten Reihenfolge angespannt und entspannt, wodurch stressbedingte Muskelverspannungen langsam abgebaut werden. Die tiefe Entspannung der Muskeln führt zu einem außergewöhnlichen Wohlbefinden, regt das logische Denken an und bekämpft so eine der Hauptursachen des Rauchens und späterer Rückfälle, den Stress.

Entspannungsmassage
Die Muskelentspannungsmassage wird von einem Physiotherapeuten durchgeführt und besteht aus festen, sanften Bewegungen, die zur Entspannung führen und die Durchblutung anregen. Die Kombination der Massage mit therapeutischen Ölen und Aromen führt zu noch besseren Ergebnissen, da sie die entspannende Wirkung verstärken. Die Massage fördert die Ausschüttung von Entspannungshormonen wie Oxytocin und Serotonin. Diese Hormone wirken sich positiv auf die Stimmung und die Herzfrequenz aus, bauen Stress und Angst ab und verbessern die Schlafqualität.

In den zwei Wochen vor dem Rauchstopp und in den zwölf Wochen danach empfehle ich, diese Behandlung einmal pro Woche durchzuführen. Sie werden die beruhigende und belebende Wirkung dieser Massage auf Körper und Geist spüren und so die erste Zeit ohne Zigarette leichter überstehen.

Tai-Chi und Qigong

Das Ziel dieser Übung ist es, die Kontrolle über den Fluss und den Austausch von Energie durch den menschlichen Körper zu verbessern. Das Besondere an dieser Übung ist die Kombination von Körper- und Atemübungen in langsamen Bewegungen.

Die Übungen fördern die Entspannung und wirken sich gleichzeitig positiv auf den Geist, das Herz und das Atmungssystem aus.

Diese Methode ist sehr empfehlenswert, um die innere Kraft immer wieder aufzuladen und sich gleichzeitig zu entspannen, besonders in der Phase unmittelbar nach dem Rauchstopp.

4. Ersatz für das Rauchen

Langfristiger Ersatz des Rauchens

Nach der Gewohnheitsänderung und der Neutralisierung der Entzugssymptome wird ein zusätzliches Strukturelement benötigt, um eine stressfreie und nachhaltige Raucherentwöhnung zu ermöglichen: ein langfristiger Ersatz für das Rauchen.

Wenn die anfängliche Euphorie über den Sieg verflogen ist, kann sich nach dem Rauchstopp eine Art innere Leere einstellen. Diese tritt bei den meisten Ex-Rauchern im ersten Jahr nach dem Rauchstopp auf. Es handelt sich um eine »späte Rebellion« des Gehirns. Es stellt sich die Frage, wo die alten Gewohnheiten und die vertrauten Zigaretten, die nie wieder auftauchen, geblieben sind.

Diese Leere birgt ein hohes potenzielles Risiko für einen Rückfall in die Sucht. Es muss rasch eine konstruktive Antwort auf diese Situation erarbeitet werden, am besten eine langfristige Alternative zum Rauchen.

Fazit
Als zukünftiger Nichtraucher sollten Sie sich bereits in

den letzten zwei Wochen vor dem Rauchstopp-Tag nach einem langfristigen Ersatz umsehen. Dieser Ersatz wird Ihr neues Leben als Nichtraucher stark beeinflussen. Sie bauen mit dem Ersatz eine Art Brandmauer auf, die Sie in Zukunft vor einem möglichen Rückfall schützt. Wie auch immer Sie sich entscheiden, Ihr Ersatz für das Rauchen sollte etwas sein, das Sie über einen langen Zeitraum begleitet, vielleicht ein Leben lang.

Lernen Sie aus den Erfahrungen von ehemaligen Rauchern: Viele berichten, dass ihr Ersatz für die Zigarette in den ersten Jahren nach dem Rauchstopp mehr als einmal der Rettungsanker war, der sie vor einem Rückfall bewahrt hat. Andere berichten darüber hinaus, dass sie seit dem Rauchstopp durch den Ersatz viel mehr Genuss und Lebensfreude erfahren haben, als ihnen die Zigaretten zuvor gegeben haben.

Finden Sie etwas Einzigartiges als Ersatz und lassen Sie Ihrer Kreativität freien Lauf!

Alternativen zum Rauchen – Tipps

- **Spaziergang**
  Zu Fuß gehen ist gut für die Gesundheit, und fast jeder kann es tun. Für viele ehemalige Raucher ist regelmäßiges Spazierengehen zu einem sehr angenehmen Ersatz für das Rauchen geworden – auch noch viele Jahre nach dem Rauchstopp. Beim Spazierengehen kann man die Seele baumeln lassen, auf gute Gedanken kommen und die vielen Vorteile der körperlichen

Bewegung genießen, ohne den Bewegungsapparat und den Kreislauf zu belasten.

Einige der positiven Auswirkungen von regelmäßigem Spazierengehen sind:

• Senkung des Diabetes und Herzkrankheitsrisikos
• Verbesserung der Blutdruckwerte
• Senkung der Ruheherzfrequenz
• Reduzierung des Körperfetts und Senkung des Cholesterinspiegels
• Senkung des Stresshormonspiegels
• Verbessertes Gedächtnis
• Gesteigerte Kreativität

• **Patenschaft**
Sie freuen sich, dass Sie durch Ihren neuen Lebensstil auf dem besten Weg sind, endlich Ihre Abhängigkeit von der Zigarette zu überwinden. Dieses Glücksgefühl können Sie mit anderen teilen.

Die Übernahme einer Patenschaft für ein Kind in Afrika wäre eine tolle Idee, um langfristig das Rauchen durch eine sinnvolle Alternative zu ersetzen und so die Motivation dauerhaft auf einem sehr hohen Niveau zu halten. Auf diese Weise können Sie jemandem, der Lesen und Schreiben lernen will, eine neue Welt voller Möglichkeiten eröffnen. In einigen afrikanischen Ländern, in denen die Armut besonders groß ist, kann ein Kind mit weniger als 50 EUR im Monat eine Lebensperspektive haben. Das entspricht in vielen Ländern der Europäischen Union etwa 5 bis 7 Schachteln Zigaretten. Mit einem so geringen Betrag, den Sie in Zigaretten verbrennen, können Sie Wunder bewirken nicht nur für sich selbst, sondern auch für ein Kind, das eine bessere Zukunft haben kann.

Seriöse Organisationen in Europa, die sich dafür einsetzen, finden Sie im Internet.

Denken Sie darüber nach: Der Tausch Ihrer Zigaretten gegen die Aussicht auf eine menschenwürdige Zukunft für ein Kind ist doch eine echte Win-win-Situation, oder?

- **Ehrenamtliche Tätigkeit**
  Freiwilliges Engagement bietet viele Möglichkeiten und kann auch langfristig eine Alternative zum Rauchen sein und damit die Motivation, Nichtraucher zu bleiben, besonders stärken. Ein ehrenamtliches Engagement bringt Ihnen und anderen ein nachhaltiges Gefühl von Lebensfreude. Wenn Sie sich angesprochen fühlen, können Sie sich unter anderem in folgenden Bereichen engagieren:

Freiwillige Feuerwehr | Rettungsdienste | Digitale und soziale Medien | Umwelt-, Klima- und Naturschutz | Demokratie und Menschenrechte | Kunst und Kultur | Bildung und Erziehung | Kinder- und Jugendhilfe | Tierpflege und Tierschutz | Flüchtlingshilfe | Pflege und Betreuung von alten und kranken Menschen | Mitarbeit in Pflegeheimen | Obdachlosenhilfe | Fahrdienste für Behinderte | Beratung und Selbsthilfe | Schulhilfe und vieles mehr.

Ausführliche Informationen zum freiwilligen Engagement finden Sie z. B. in Deutschland auf der Plattform www.aktion-mensch.de, in Österreich auf www.freiwillig-engagiert.at und in der Schweiz auf www.benevol.ch.

* **Berufliche Veränderung**
  Sie sind in Ihrem Beruf nicht zufrieden? Vielleicht haben Sie in Ihrer Jugend den falschen Ausbildungsweg eingeschlagen oder Sie hatten gar keine andere Wahl? Was auch immer der Grund für Ihre Unzufriedenheit ist: Sich einer neuen Herausforderung zu stellen und einen neuen Beruf zu erlernen, der Sie wirklich glücklich macht, kann der entscheidende Schritt zu einem neuen Lebensstil sein und gleichzeitig der beste Ersatz für das Rauchen, den Sie finden könnten. Immerhin gab es im Jahr 2023 in Deutschland über 300 anerkannte oder als anerkannt geltende Ausbildungsberufe. Die deutschen Hochschulen boten im Wintersemester 2021/2022 fast 21.000 Studiengänge an.

* **Fernstudium**
  Sie lieben neue Herausforderungen und möchten Ihren Horizont erweitern? Dann könnte ein Fernstudium genau das Richtige für Sie sein. Dabei sind Sie so beschäftigt, dass Sie keine wertvolle Zeit mit Rauchen verschwenden und gleichzeitig eine ganz neue Welt entdecken. Eine berufliche 180-Grad-Wende könnte Sie

glücklicher machen und gleichzeitig das Rauchen ersetzen – nicht nur für lange Zeit, sondern für den Rest Ihres Lebens.

• **Gasthörer oder Quereinsteiger**
Haben Sie schon einmal daran gedacht, aus Spaß an der Freude als Gasthörer an eine Universität zu gehen? Vielleicht erfüllen Sie sich damit sogar einen Lebenstraum? Es wäre auch eine gute Gelegenheit, das zu lernen, was Sie bisher nicht konnten oder durften. In Deutschland zum Beispiel braucht man kein Abitur, um als Gasthörer eine Universität zu besuchen. Auch das Alter spielt keine Rolle. Dies wäre ein großartiger Ersatz für das Rauchen, der perfekt zu der Veränderung in Ihrem Leben als frisch gebackener Nichtraucher passt.

Nichts wie neue Aufgaben, neue Bekanntschaften und sich mit interessanten Dingen zu beschäftigen. Wichtig dabei ist, dass Sie keinen Prüfungsstress haben, sondern nur Spaß am Lernen.

• **Musik**
Schon immer Lust gehabt, ein Musikinstrument zu lernen? Vielleicht Klavier, Geige, Gitarre oder sogar in einer Band oder einem Chor mitzumachen? Hier haben Sie die Möglichkeit, Ihre Rauchgewohnheit gegen Kreativität und viel Spaß einzutauschen und eine langfristige Alternative zum Rauchen zu schaffen.

• **Buch**
Haben Sie davon geträumt, ein Buch über ein Thema

zu schreiben, das Ihnen am Herzen liegt? Vielleicht ist dies die Gelegenheit, auf die Sie schon lange gewartet haben. Sie brauchen nicht unbedingt einen klassischen Verlag, um Ihr Buch zu veröffentlichen. Ab einer Auflage von einem Exemplar können Sie dies über das Book-on-Demand-System selbst tun. Wenn Sie sich für diese Alternative interessieren, lohnt es sich, im Internet unter der Rubrik »Book-on-Demand« weiter zu recherchieren.

- **Schrebergarten**
  Die Arbeit im Garten und an der Hütte ist sehr abwechslungsreich und interessant, da man die Ergebnisse seiner Bemühungen schnell sehen kann. Hier wachsen Tomaten, dort Gurken und ... Der Kleingarten ist nicht nur eine Möglichkeit, sich körperlich zu betätigen, sondern auch eine gute Gelegenheit, Kontakte zu Gleichgesinnten zu knüpfen. Und wer Spaß daran hat, findet hier auf Dauer auch einen guten Ersatz für das Rauchen.

Meine persönliche Erfahrung

So habe ich meine Alternative zum Rauchen entdeckt: Als ich damals aufhörte, wusste ich nicht, dass ich einen Ersatz für das Rauchen finden sollte. Dieser Gedanke kam mir erst, als ich mich in einer ernsten Situation befand und der Drang zu Rauchen fast unwiderstehlich war.

Einige Zeit, nachdem ich mit dem Rauchen aufgehört hatte, machte sich schleichend eine Art Leere in mir breit. Diese Leere wurde von Tag zu Tag tiefer und bedrückender, so seltsam das auch klingen mag. Diese Leere ging immer mit einem starken Drang zum Rauchen einher, was für mich ziemlich gefährlich war. Ich wusste, dass ich etwas dagegen tun musste, und zwar schnell.

Die besten Ideen kommen mir beim Spazierengehen. Bei einem dieser Spaziergänge bin ich auf die Idee gekommen, den täglichen Spaziergang selbst zu meinem langfristigen Ersatz für das Rauchen zu machen. Jedenfalls war ich schon damit beschäftigt und dachte, es sei eine gute Alternative, die ich leicht in meinen Alltag integrieren kann. Ich musste nur so weitermachen wie bisher. Ich habe mir vorgenommen, jeden Tag mindestens 12 km zu spazieren. Seit fast sieben Jahren halte ich dieses Ziel ein und übertreffe es regelmäßig! Ich gehe sehr gerne an die frische Luft, egal ob es sonnig, regnerisch, windig oder verschneit ist. Der Drang zu rauchen ist nie wieder aufgetreten.

Die Spaziergänge in der Natur, aber auch die Arbeit an diesem Buch haben sich für mich langfristig als wichtigster Ersatz für das Rauchen erwiesen. Mein neuer Lebensstil ohne die Fesseln der Zigarette hat mir eine gänzlich neue Perspektive gegeben, in der ich auch meine Kreativität ausleben kann. Darauf habe ich mehr als 50 Jahre gewartet.

Zum Glück haben mich meine gute Vorbereitung und das Nikotinspray aus jener Notlage gerettet. Ich bin nicht rückfällig geworden, aber ich muss zugeben, dass es sehr knapp war. Und ich habe meine Lehre gezogen.

ZWEITER TEIL:
Der Rauchstopp

5. Die Zeit davor

Rauchstopp-Tag festlegen (Tag X)

Lassen Sie sich von Ihrem Hausarzt beraten
Die Reaktionen auf den Nikotinverzicht können sehr unterschiedlich ausfallen. Sie hängen vom Profil des Rauchers und von seiner momentanen psychischen Verfassung ab. Dabei ist es relativ einfach, den Übergang entspannt zu meistern, indem man seine alten Rauchgewohnheiten aufgibt und einen Ersatz für das Rauchen findet. Viel mehr ist nicht nötig. Eines ist jedoch sicher, wenn Sie aufhören zu rauchen: Sie brauchen keine Angst vor Entzugserscheinungen zu haben, denn diese können mit den richtigen Hilfsmitteln sofort neutralisiert werden.

Sprechen Sie etwa drei Wochen vor dem Rauchstopp-Tag mit Ihrem Hausarzt über Ihre Entscheidung. Informieren Sie ihn über das Hilfsmittel Ihrer Wahl und lassen Sie sich bei Bedarf beraten.

Der Rat Ihres Hausarztes ist umso wichtiger, wenn Sie starke Raucher oder Kettenraucher sind. Er kann Ihnen eine medikamentöse Behandlung mit Champix®, Zyban®

oder Asmoken® empfehlen, wenn Nikotinpflaster und Nikotinspray für Sie nicht geeignet sind (z. B. wegen Hautallergien). Die ärztliche Betreuung ist bei der medikamentösen Therapie unerlässlich und kann auch bei der Anwendung von Nikotinersatzpräparaten sehr hilfreich sein.

Auch wenn Sie zur Gruppe der Gelegenheitsraucher mit unregelmäßigem oder sehr geringem Zigarettenkonsum gehören, sollten Sie über Ihren Rauchstopp mit Ihrem Hausarzt besprechen. In diesem Fall können alternative Therapien wie Yoga, Hypnose oder Akupunktur besser geeignet sein, ohne dass Sie die Wirkstoffe von Nikotinersatzpräparaten oder Medikamenten einnehmen müssen.

Umsetzung des Plans
Der Entschluss, mit dem Rauchen aufzuhören, ist gefasst. Jetzt ist es an der Zeit, dass Sie Ihre Pläne in die Tat umsetzen. Ihr Wegweiser, der Aktionsplan zur Raucherentwöhnung, wird im ersten Teil dieses Buches ausführlich beschrieben.

Wie im Aktionsplan dargestellt, umfasst das weitere Vorgehen drei Etappen:

1. Neutralisierung der Entzugssymptome (→ Seite 29).
2. Veränderung der Gewohnheiten (→ Seite 59).
3. Alternative zum Rauchen (→ Seite 97).

Vielleicht fühlen Sie sich etwas unsicher angesichts der Herausforderung, die vor Ihnen liegt. Machen Sie

sich keine Sorgen, seien Sie zuversichtlich und ent-
spannen Sie sich. Alles wird gut. Sie werden nicht unter
Entzugserscheinungen leiden müssen, und das zählt.
Eines ist sicher: Wenn Sie mit dem Rauchen aufhören,
können Sie nur gewinnen und niemals verlieren. Vor
Ihnen liegt eine schöne neue Zeit. Schon bald nach dem
Rauchstopp werden Sie viele körperliche und seelische
Veränderungen feststellen, die allesamt Zeichen eines
neuen Wohlbefindens sind.

Rauchertagebuch

Zwei Wochen vor dem Rauchstopp-Tag sollten Sie ein
Rauchertagebuch (→ Seite 117) führen. Das Ziel ist es,
sich über die eigenen Rauchgewohnheiten bewusst zu
werden. Dazu gehören die »wichtigsten Zigaretten« und
deren Auslöser. Mit den Erkenntnissen aus Ihrem Rauchertagebuch sollten Sie in der Lage sein, eine eigene
Strategie zu entwickeln, um in Zukunft auf ähnliche negative Reize richtig zu reagieren.

Neuer Lebensstil

Wahrscheinlich haben Sie vor vielen Jahren als Jugend-
licher mit dem Rauchen begonnen. Jetzt sind Sie ein ver-
antwortungsbewusster Erwachsener, der vernünftige
Entscheidungen treffen kann. Sie möchten einen Ihrer
alten Fehler, das Rauchen, korrigieren. Und das tun Sie
jetzt, indem Sie die Vorbereitungen für den Rauchstopp-
Tag treffen.

Die Belohnung für die Änderungen Ihres Lebensstils
ist eine sanfte und stressfreie Raucherentwöhnung.

Innerhalb weniger Wochen wird Ihr Gehirn das Rauchen »verlernen«, was bedeutet, dass Sie sich wirklich von Ihrer chronischen Nikotinabhängigkeit befreit haben. Alles, was Sie machen müssen, ist, sich an die bewährte Strategie unseres Aktionsplans zu halten: Hilfsmittel zur Neutralisierung der Entzugssymptome, Änderung alter Gewohnheiten und eine angenehme Alternative zum Rauchen.

Schritt für Schritt werden Sie sich einen neuen Lebensstil aneignen, in dem Zigaretten keinen Platz mehr haben. Anleitungen und Übungen zum Aufbau dieses neuen Lebensstils finden Sie im Kapitel »Gewohnheiten ändern« (→ Seite 59).

Beginnen Sie zwei Wochen vor dem Rauchstopp mit den vorgeschlagenen Übungen. Überprüfen Sie jeden Abend Ihre Fortschritte und setzen Sie sich zum Ziel, bis zum Rauchstopp-Tag mindestens zehn Änderungen in Ihrer Routine vorgenommen zu haben. Das Wichtigste ist, dass Sie die Übungen mit Freude machen, immer mit dem Gedanken an einen baldigen, entspannten Rauchstopp.

Checkliste zum Rauchstopp-Tag (Tag X)

Die Vorbereitung
Planen Sie zwei Wochen ein, um sich auf den Rauchstopp-Tag vorzubereiten.

Der richtige Zeitpunkt

Wenn Sie den Entschluss gefasst haben, das Rauchen aufzugeben, können Sie ein Datum für den Rauchstopp festlegen. Wählen Sie einen Zeitpunkt, an dem Sie weder in Ihrem persönlichen noch in Ihrem beruflichen Umfeld unter besonderem Druck stehen. Andernfalls ist es besser, abzuwarten, bis sich die Lage normalisiert hat und wieder Ruhe eingekehrt ist. Der Rauchstopp ist an sich schon eine ungewohnte Herausforderung, die Ihr ganzes Engagement erfordert und damit er gelingt, sollten Sie privat und beruflich möglichst ruhig und entspannt sein.

Rauchstopp-Tag im Urlaub

Wenn Sie zu den Menschen gehören, die für ein so wichtiges Ereignis wie den Rauchstopp eine Auszeit vom Alltag benötigen, dann sollten Sie Ihren Rauchstopp-Tag in den Urlaub legen. Beginnen Sie bereits zwei Wochen vor Ihrer Abreise mit den Vorbereitungen.

Am besten planen Sie den Rauchstopp-Tag etwa zwei bis drei Tage nach der Ankunft am Urlaubsort ein. So haben Sie den Reisestress hinter sich und können sich gleichzeitig an den neuen Tagesablauf gewöhnen.

Immer beschäftigt bleiben. Langeweile kann ein großer Anreiz sein, um zur Zigarette zu greifen. Gehen Sie oft spazieren. Trinken Sie keinen Alkohol. Gönnen Sie sich genügend Schlaf. Lesen Sie viel. Hören Sie schöne Musik.

Rauchstopp-Tag zu Hause

Wenn Sie zu den Menschen gehören, die Probleme so

schnell wie möglich aus dem Weg räumen wollen und nicht bis zum Urlaub warten können oder wollen, dann legen Sie Ihren Rauchstopp-Tag auf ein Wochenende, an dem Sie entspannt zu Hause sind. Machen Sie an diesem Tag einen langen Spaziergang. Wenn Ihre Liebsten Sie dabei begleiten können, umso besser.

Rauchstopp-Tag am Arbeitsplatz und zu Hause

Wenn Sie nicht so schnell Urlaub nehmen können, wählen Sie ein Wochenende und nehmen Sie, wenn möglich, einen oder zwei zusätzliche Tage frei, bevor Sie wieder zur Arbeit gehen.

Es ist seltsam, aber es gibt Menschen, die hervorragende Ergebnisse erzielen, wenn sie ihren Rauchstopp-Tag auf das Wochenende legen und am Montag ganz normal zur Arbeit gehen. Einige von ihnen berichten, dass sie die Arbeit nutzen, um sich von der Zigarette abzulenken, und das scheint auch gut zu funktionieren.

Ein täglicher Spaziergang, auch wenn er nur kurz ist, ist eine ausgezeichnete Begleittherapie, die vor allem in der ersten Zeit nach dem Rauchstopp unbedingt durchgeführt werden sollte.

Nikotinersatztherapie oder medikamentöse Behandlung

Machen Sie sich mit der Anwendung von Nikotinersatzprodukten vertraut, insbesondere mit Nikotinpflastern und Nikotinsprays als Mono- oder Kombitherapie. Denken Sie an Medikamente zur Raucherentwöhnung

(Champix®, Zyban® oder Asmoken®) als Plan B und informieren Sie sich rechtzeitig über deren Anwendungsmöglichkeiten.

Raucherentwöhnungsseminar individuell oder in Kleingruppen

Haben Sie schon einmal darüber nachgedacht, an einer Einzel- oder Gruppentherapie teilzunehmen? Ihre Chancen auf einen langfristigen Erfolg verdoppeln oder verdreifachen sich, wenn Sie zusätzlich zur Nikotinersatztherapie oder zur medikamentösen Therapie eine solche professionelle Begleitung in Anspruch nehmen. Die Sitzungen finden in der Regel zweimal wöchentlich über einen Zeitraum von bis zu 12 Wochen statt und werden von Raucherentwöhnungsexperten geleitet. Ihr Hausarzt und Ihre Krankenkasse informieren Sie über Spezialisten in Ihrer Nähe.

Bewegung und Spaß

Es ist wichtig, dass Sie Ihren Arzt konsultieren, bevor Sie mit dem Sport beginnen.

Ein Sportprogramm als begleitende Maßnahme zum Rauchstopp in den ersten 12 Wochen ist sehr zu empfehlen. Wichtig ist, dass Sie eine Sportart wählen, die Ihnen Spaß macht und gleichzeitig Ihren persönlichen und finanziellen Möglichkeiten entspricht. Regelmäßige Bewegung lenkt Sie von negativen Gedanken ab und verbessert Ihre körperliche und geistige Leistungsfähigkeit unabhängig davon, wie lange und wie viel Sie geraucht haben.

Wenn Sie keinen Sport treiben können oder wollen, bleibt immer noch der tägliche Spaziergang. Zeitmangel ist keine Ausrede. Stehen Sie einfach etwas früher auf ...

Sagen Sie es anderen
Informieren Sie Ihre Familie, Freunde und Arbeitskollegen rechtzeitig über Ihren Entschluss, mit dem Rauchen aufzuhören, und über den geplanten Zeitpunkt. So haben alle Verständnis, wenn Sie in den ersten Tagen etwas aufgeregt sind.

Ein besonderes Ereignis will gefeiert werden
Planen Sie für den Tag X etwas Besonderes, ein Essen zu zweit, einen Spaziergang am Strand oder einen Ausflug in den Park. Lassen Sie Ihrer Kreativität freien Lauf und feiern Sie Ihren Rauchstopp.

Gemeinsam mit dem Rauchen aufhören
Möchten Sie gemeinsam mit Ihrem Partner oder einem Freund versuchen, mit dem Rauchen aufzuhören? Dann sollten Sie beide diesen Ratgeber lesen, bevor Sie sich auf den Weg machen. Die Vorbereitungen für den Rauch-stopp-Tag und die Zeit danach sollten Sie unbedingt gemeinsam planen (→ Seite 127).

Ihr Raucherprofil – Fagerström-Test

Der Fagerström-Test ist eine Methode zur Bestimmung des Grades der Nikotinabhängigkeit. Anhand der Ergebnisse dieses international anerkannten Tests können Sie entscheiden, welche Behandlung für Sie am besten geeignet ist: Nikotinersatztherapie, medikamentöse Therapie oder Naturheilverfahren.

Bitte kreuzen Sie die für Sie zutreffenden Antworten an. Wählen Sie pro Frage nur eine Antwort. Je höher Ihre Punktzahl im Fagerström-Test, desto stärker ist Ihre Nikotinabhängigkeit.

Der Testbogen befindet sich ebenfalls am Ende des Buches. Er kann auch von meiner Autorenseite www.fernando-wambier.com heruntergeladen werden.

FAGERSTRÖM-TEST

Wann rauchen Sie nach dem Aufstehen Ihre erste Zigarette?
- ☐ nach 5 Minuten (3 Punkte)
- ☐ nach 6–30 Minuten (2 Punkte)
- ☐ nach 31–60 Minuten (1 Punkt)
- ☐ nach mehr als 60 Minuten (0 Punkte)

Empfinden Sie es als schwierig, an Orten, wo das Rauchen verboten ist, das Rauchen zu unterlassen?
- ☐ ja (1 Punkt)
- ☐ nein (0 Punkte)

Auf welche Zigarette würden Sie nicht verzichten wollen?
- ☐ die Erste am Morgen (1 Punkt)
- ☐ andere (0 Punkte)

Wie viele Zigaretten rauchen Sie im Allgemeinen pro Tag?
- ☐ 31 und mehr (3 Punkte)
- ☐ 21–30 (2 Punkte)
- ☐ 11–20 (1 Punkt)
- ☐ bis 10 (0 Punkte)

Rauchen Sie am Morgen im Allgemeinen mehr als am Rest des Tages?
- ☐ ja (1 Punkt)
- ☐ nein (0 Punkte)

Kommt es vor, dass Sie rauchen, wenn Sie krank sind und tagsüber im Bett bleiben müssen?
- ☐ ja (1 Punkt)
- ☐ nein (0 Punkte)

Auswertung des Fagerström-Tests:
Die Gesamtpunktzahl liefert eine zuverlässige Einschätzung der Stärke Ihrer Nikotinabhängigkeit.

- 0–2 Punkte: Geringe Abhängigkeit.
- 3–4 Punkte: Mittlere Abhängigkeit.
- 5–6 Punkte: Starke Abhängigkeit.
- 7–10 Punkte: Sehr starke Abhängigkeit.

Eine stressfreie Entwöhnung muss gut geplant sein. Im ersten Teil dieses Buches finden Sie einen Aktionsplan, der Sie Schritt für Schritt zu einem entspannten Rauchstopp führt. Wenn Sie Fragen zu Ihren Testergebnissen haben, lassen Sie sich von Ihrem Hausarzt oder den Experten Ihrer Krankenkasse ausführlich beraten.

Rauchertagebuch

Ihre Selbstdisziplin und Ihre aktive Rolle bei der Vorbereitung des Rauchstopps sind zwei wichtige Komponenten für einen stressfreien und nachhaltigen Entwöhnungsprozess. Füllen Sie deshalb in den zwei Wochen vor dem Rauchstopp-Tag Ihr Rauchtagebuch sorgfältig aus. Bitte tragen Sie für jede gerauchte Zigarette die entsprechenden Informationen ein. So erhalten Sie ein klares Bild Ihrer Rauchgewohnheiten.

Das Formular zur Erfassung des täglichen Zigarettenkonsums finden Sie am Ende dieses Ratgebers. Sie können es auch von meiner Homepage www.fernando-wambier. com herunterladen.

Protokoll zum täglichen Zigarettenkonsum

Das Tagebuch dient in erster Linie dazu, Ihr Rauchverhalten zu erfassen und einzuordnen. Sie erhalten einen genauen Überblick über die Umstände, Situationen und Stimmungen, in denen Sie die einzelnen Zigaretten geraucht haben, und können so Ihre Strategie zum Rauchstopp gezielter planen. Besonders gut lässt sich erkennen, wie intensiv einzelne Zigaretten wirken und welche Auslöser dafür verantwortlich sind.

Die folgenden Tipps sollen Ihnen dabei helfen:

- Benutzen Sie für jeden neuen Tag ein separates Blatt.
- Nehmen Sie das Tagesprotokoll überallhin mit, damit Sie Ihre Eintragungen jederzeit vornehmen können.

- Beginnen Sie mit dem Ausfüllen, bevor Sie eine neue Zigarette anzünden.
- Die letzten beiden Spalten des Registers sollten erst nach dem Rauchen und Wegwerfen der jeweiligen Zigarette ausgefüllt werden.
- Anhand einer Skala (A = schwaches Rauchverlangen, B = mittleres Rauchverlangen, C = starkes Rauchverlangen und D = sehr starkes Rauchverlangen) können Sie selbst einschätzen, wie stark Ihr Rauchverlangen nach jeder Zigarette war.

PROTOKOLL ZUM TÄGLICHEN ZIGARETTENKONSUM Datum:				
	Rauchverlangen*		Meine Stimmung	
Uhrzeit	A = Schwaches B = Mittleres C = Starkes D = Sehr starkes	Ort / Situation	vor dem Rauchen	nach dem Rauchen

* Rauchverlangen: A – B = »Unwichtige« Zigarette | C – D = »Wichtige« Zigarette

»Wichtige« und »unwichtige« Zigaretten

Die Einträge im Rauchertagebuch zeigen deutlich, welche Ihrer Zigaretten zu welchen der beiden Kategorien gehören. Diese Unterscheidung ist wichtig, da sich die Entwöhnungsbehandlung in erster Linie auf die problematischen »wichtigen Zigaretten« konzentriert.

»Unwichtige« Zigaretten stehen für geringes oder mittleres Rauchverlangen.

Das Verlangen nach »unwichtigen« Zigaretten verschwindet in den meisten Fällen kurz nach dem Rauchstopp-Tag.

Etwa 80 Prozent des täglichen Zigarettenkonsums werden in der Regel als »unwichtige« Zigaretten eingestuft. Das Rauchprotokoll, die Nikotinersatztherapie oder die medikamentöse Therapie können das Verlangen nach diesen »unwichtigen« Zigaretten relativ leicht beseitigen. Denn bei den »unwichtigen« Zigaretten spielt die mentale Abhängigkeit von Nikotin nur eine untergeordnete Rolle, wenn man die »wichtigen« Zigaretten in Betracht zieht.

»Wichtige« Zigaretten stehen für starkes oder sehr starkes Rauchverlangen.

Die eigentliche Herausforderung liegt in den verbleibenden 20 % des täglichen Zigarettenkonsums, den sogenannten »wichtigen« Zigaretten. Hierauf müssen Sie all Ihre Kräfte konzentrieren, denn es ist dieser kleine, aber sehr anspruchsvolle Teil Ihres täglichen Zigarettenkonsums, der sich am schwierigsten kontrollieren und beseitigen lässt. Unser Aktionsplan hilft Ihnen dabei. Dort finden Sie die richtigen Werkzeuge, um Ihre körperliche und mentale Bindung an die »wichtige« und die »unwichtige« Zigarette zu durchbrechen.

Das Verlangen nach der »wichtigen« Zigarette verschwindet jedoch erst, wenn Sie die Entzugserscheinungen durch eine Nikotinersatztherapie oder Medikamente neutralisiert haben und die mentale Assoziation mit der Zigarette aktiv bekämpfen, indem Sie an einer grundlegenden Änderung Ihres Lebensstils arbeiten.

Auswertung des Protokolls
Nehmen Sie jeden Abend vor dem Schlafengehen das zuletzt ausgefüllte Protokoll Ihres täglichen Zigarettenkonsums zur Hand. Betrachten Sie nun die Zigaretten, die Sie als »starkes Rauchverlangen« und »sehr starkes Rauchverlangen« (C – D) gekennzeichnet haben. Was sind die häufigsten Auslöser für diese »wichtigen« Zigaretten?

• Der Ort?
• Die Situation?
• Etwas Anderes? Was?
• Eine stressige Situation? Was? Wo?
• Anwesenheit von Rauchern?
• Alkohol oder Drogen?

Welche Lehren lassen sich aus dieser Auswertung ziehen?
Wenn der Ort, andere Raucher, Alkohol oder Drogen häufige Auslöser für Ihre »wichtigen Zigaretten« waren, liegt

die Lösung auf der Hand, denn alle diese Auslöser sind kontrollierbar und können vermieden und behandelt werden. Bei Alkohol- und Drogenmissbrauch sollten Sie dringend professionelle Hilfe in Anspruch nehmen und erst dann versuchen, mit dem Rauchen aufzuhören, wenn diese zusätzlichen Probleme unter Kontrolle sind. Dasselbe gilt für chronischen Stress. Hier müssen sehr gezielte Maßnahmen ergriffen werden, sonst sind die Aussichten auf einen dauerhaften Rauchstopp eher gering.

Raucher sind es gewohnt, in Stresssituationen zuerst zur Zigarette zu greifen und dann zu handeln. Dieser Automatismus muss durchbrochen werden.

Nach dem Rauchstopp wird es immer wieder ähnliche Situationen geben, in denen Sie die richtige Lösung finden müssen, ohne gleich zur Zigarette zu greifen. Aber das ist kein Problem. Ihre Vorbereitung und Ihr inneres Gleichgewicht werden Ihnen zeigen, was die beste Lösung ist.

Im Kapitel »Rückfall vorbeugen« (→ Seite 150) erfahren Sie mehr darüber, wie Sie auf Auslöser reagieren können, ohne wieder mit dem Rauchen anzufangen.

Hinweis: Sie können auch viel Stress vermeiden, indem Sie vorausschauend handeln und einer heiklen Situation aus dem Weg gehen oder vor ihr flüchten. Die beste Antwort auf eine stressige Situation ist nicht immer, sich ihr zu stellen, besonders dann nicht, wenn alle am Kochen sind.

Die Kraft der Motivation

Lehren aus der Vergangenheit

Fast alle ehemaligen Raucher haben in ihrem Leben mehrere Rückfälle erlitten, bevor sie endgültig mit dem Rauchen aufhören konnten. Tatsächlich können Rückfälle eine große Motivation für den zukünftigen Erfolg sein.

Ihre bisherigen Versuche sind Gold wert, denn Sie haben viel Erfahrung gesammelt. Auch wenn Sie es bisher nicht geschafft haben, sind Sie jetzt viel klüger und werden beim nächsten Aufhörversuch die Fehler der Vergangenheit nicht wiederholen. Diesmal stehen Ihre Chancen besonders gut, wenn Sie sich an unserem Aktionsplan orientieren. Sie können die Vergangenheit nicht ändern, aber Sie haben jetzt die Chance, Ihre rauchfreie Zukunft neu zu gestalten. Sie sind auf dem richtigen Kurs, denn Sie haben trotz aller Widrigkeiten nicht aufgegeben und eine andere, entspanntere Art gewählt, sich vom Rauchen zu befreien. Der Rauchstopp wird Ihnen gelingen, wenn Sie motiviert und zielstrebig bleiben. Aber Achtung, das allein reicht nicht aus, um dauerhaft von der Zigarette loszukommen. Dazu müssen Sie Ihre Motivation mit der Neutralisierung von Entzugserscheinungen und neuen Verhaltensmustern verbinden, sonst werden Sie wieder rückfällig.

Beharrlichkeit und die Lehren aus jedem Rückschlag sind wichtige Bestandteile Ihrer Selbstmotivation. Die Zeit ist gekommen, sich gegen die Zigarette aufzulehnen. Mit

Ihren gesammelten Erfahrungen und unserem Aktionsplan haben Sie jetzt alles, was Sie für den endgültigen
Rauchstopp benötigen.

Beweggründe hinterfragen und Motivation aufbauen
Fühlen Sie sich von einer der folgenden Aussagen angesprochen? Dann ist diese andere Art, mit dem Rauchen
aufzuhören – sanft und stressfrei – genau das Richtige
für Sie!

• Sie rauchen seit vielen Jahren und fühlen sich gesund.
  Doch tief in Ihrem Inneren fragen Sie sich, wie lange
  das noch so weitergehen soll.
• Sie finden, es ist an der Zeit, etwas Konkretes gegen
  Ihre Nikotinsucht zu unternehmen.
• Sie sind bereits über 40 Jahre alt. Ihr Arzt hat Sie vor
  einem erhöhten Risiko für Herzinfarkt und Schlagan-
  fall gewarnt, wenn Sie weiterhin rauchen.
• Der Zahnarztbesuch ist nicht so Ihr Ding, vor allem
  wenn er vor den Folgen des Rauchens im Mund warnt:
  Mundkrebs, Zungenkrebs, Karies, Parodontitis, Gelb-
  färbung der Zähne, Mundgeruch usw.
• Sie stehen in den besten Jahren. Sie haben das Gefühl, dass etwas mit Ihnen nicht stimmt. Unangenehme Atembeschwerden machen sich bereits bei
  körperlicher Anstrengung bemerkbar. Sie wollen Ihre
  Lebensqualität verbessern. Aber Sie fürchten sich vor
  den Entzugserscheinungen, die ein Rauchstopp mit
  sich bringen könnte.
• Sie haben bemerkt, dass immer mehr Menschen in
  Ihrem Bekanntenkreis mit dem Rauchen aufgehört

haben. Man sieht sich immer seltener. Wer geht wem aus dem Weg?

- Wenn Sie einen Blick in den Spiegel werfen, fällt Ihnen auf, wie schnell Ihre Haut altert?
- Sie sind eine Frau und Ihre Stimme wird mit der Zeit immer rauer und kratziger?
- Haben Sie beim Gehen, Treppensteigen oder Radfahren ständig Husten und Pfeifgeräusche?
- Fällt es Ihnen schwer, drei Stockwerke zu steigen?
- Ihre Kinder waren sehr beeindruckt, als in der Schule ein Film über die Folgen des Rauchens für aktiv und passiv Rauchende vorgeführt wurde. Zum tausendsten Mal haben die Kleinen Sie gefragt, warum Sie immer noch rauchen.
- Ihre Kinder sagen, dass Ihr Atem, Ihre Hände und Ihre Klamotten nach Zigaretten riechen. Es wird immer schwieriger, sich vor ihnen zu rechtfertigen. Niemand glaubt mehr an Ihre leeren Versprechungen, bald mit dem Rauchen aufzuhören. Sie haben es ja schon unzählige Male getan.
- Sie wollen Ihren Kindern ein Vorbild sein und ihnen gleichzeitig zeigen, wie man aus einem Makel ein Erfolgserlebnis machen kann.
- Macht es Ihnen nichts aus, über 3.000 EUR im Jahr für Zigaretten auszugeben?
- Sie stehen kurz vor der Pensionierung und befürchten, dass Sie sich bald keine Zigaretten mehr leisten können und überlegen ernsthaft, wie Sie dieses Problem rechtzeitig in den Griff bekommen können.
- Sie möchten sich sportlich betätigen, sich gesund ernähren und das Leben intensiver genießen. Sie sind

davon überzeugt, dass dies nur möglich ist, wenn Sie Ihre bisherige Lebensweise von Grund auf ändern.

• Sie wollten schon immer mit dem Rauchen aufhören, aber leider hat es nie so richtig geklappt. Die Furcht vor Entzugserscheinungen war einfach zu groß. Trotzdem träumen Sie immer noch davon, von der Zigarette loszukommen.

• Sie möchten nicht Teil der Statistik sein, nach der Raucher durchschnittlich 10 Jahre weniger leben als Nichtraucher.

• Sie haben genug von dem Rauchen und wollen die Seiten wechseln.

• Sie wollen den Dauerstress und das ewige Verlangen nach der nächsten Zigarette hinter sich lassen.

• Sie sind entschlossen, Ihre Abhängigkeit von der Zigarette zu überwinden – sowohl körperlich als auch seelisch.

• Sie möchten Ihre geistige Leistungsfähigkeit durch Verbesserung der Sauerstoffversorgung des Gehirns steigern.

• Sie möchten besser atmen und Ihren Lieblingssport mit voller Energie ausüben.

• Sie wollen sich selbst beweisen, dass Sie diesmal durch die richtige Vorbereitung stark geworden sind und nun selbstbewusst das Rauchen aufgeben können.

• Sie möchten sich auf das konzentrieren, was Ihnen wirklich wichtig ist und sich nicht ständig von Zigaretten ablenken lassen.

• Sie möchten Ihre körperliche und mentale Leistungsfähigkeit wiedererlangen und so schnell wie möglich wieder fit fürs Leben werden.

- Sie möchten wieder einem alten Hobby nachgehen, ohne sich dabei erschöpft oder außer Atem zu fühlen?
- Sie möchten endlich Ihren lang ersehnten Wünsch verwirklichen und mit dem Rauchen aufhören, aber ohne Zwang und Stress.
- Sie möchten Ihrem Partner, der nicht raucht, ein Zeichen Ihrer Liebe geben.
- Sie freuen sich auf den Rauchstopp-Tag. Sie haben neue Pläne für die Zeit danach und möchten beruflich etwas Neues ausprobieren, diesmal ohne die Nachteile des Rauchens.

Ihre persönliche Motivationsliste

Schreiben Sie sich als Erstes eine Liste mit den wichtigsten Gründen, warum Sie mit dem Rauchen aufhören wollen. Diese Motivationsliste sollte Sie überallhin begleiten, besonders in den ersten 12 Monaten nach dem Rauchstopp. Eine solche Liste zusammen mit zwei Sprühstößen Nikotinspray könnte Ihr Rettungsanker sein, falls Sie in Zukunft in eine Situation geraten, in der Sie plötzlich wieder Lust auf eine Zigarette verspüren. Ich spreche aus eigener Erfahrung, denn dank dieser Vorsichtsmaßnahmen ist es mir vor einigen Jahren gelungen, einen sehr gefährlichen Moment der Versuchung zu überwinden, der mein neues Leben als Nichtraucher um ein Haar zerstört hätte.

Kleine Veränderungen im täglichen Leben können eine große Wirkung haben

Beginnen Sie in den zwei Wochen vor dem Rauchstopp mit kleinen Veränderungen im Alltag. Etwa die Abstände zwischen den Zigaretten verlängern, die erste Zigarette des Tages ohne Kaffee rauchen, auf Alkohol verzichten und täglich spazieren gehen. Dies sind nur einige Vorschläge, die sich leicht in den Alltag integrieren lassen. Im Kapitel »Gewohnheiten ändern« (→ Seite 59) finden Sie einen Leitfaden mit weiteren Tipps und Übungen, die Ihnen helfen, einen neuen Lebensstil zu entwickeln. Denn schon kleine Veränderungen sorgen dafür, dass sich Ihr Gehirn nach dem Rauchstopp viel schneller an den fehlenden Zigarettenreiz gewöhnt und trotzdem weiterhin Glückshormone ausschüttet. So haben Rückfälle und Entzugserscheinungen bei Ihnen keine Chance.

Gemeinsam aufhören

Eine tolle Idee! Der gemeinsame Weg in ein rauchfreies Leben – der Rauchstopp zu zweit! Dabei spielt es keine Rolle, ob Sie die gleichen Gründe haben oder nicht. Wichtig ist, dass Sie und Ihr Partner sich einig sind, dass jetzt der richtige Zeitpunkt ist, gemeinsam mit dem Rauchen aufzuhören.

Wenn Sie sich mit Ihrem Partner zusammentun, ist die Wahrscheinlichkeit, dass Sie beide mit dem Rauchen aufhören und dauerhaft rauchfrei bleiben, fünfmal so hoch wie bei einem Alleingang.

Sie planen, einander zu unterstützen und mit vollem Einsatz dabei zu sein. Durch das gemeinsame Engagement sind Sie doppelt motiviert, das gleiche Ziel zu erreichen.

Zu zweit hat jeder ein offenes Ohr für die Schwächen des anderen, was in schwierigen Situationen der entscheidende Rückhalt ist, um nicht gleich alles hinzuschmeißen. Der eine will den anderen unterstützen, das ist klar, aber auch wenn Sie gemeinsam den Weg zum Nichtraucher gehen, ist letztlich jeder für seine Entscheidung verantwortlich.

Nutzen Sie die Chance und bereiten Sie sich sorgfältig auf einen Rauchstopp vor, der durch die Neutralisierung der Entzugserscheinungen für Sie beide zu einem einmaligen und vor allem stressfreien Erlebnis wird.

Tipps
- Es ist wichtig, dass beide Partner diesen Ratgeber vollständig lesen. Auf diese Weise können sie gemeinsam die Strategie des Aktionsplans zum Rauchstopp verstehen und in die Praxis umsetzen.
- Für die Raucherentwöhnung sind zwei Wochen für die Vorbereitungsphase und weitere zwölf Wochen für die Entwöhnungsphase einzuplanen.
- Wählen Sie ein geeignetes Datum für den Rauchstopp.
- Wählen Sie ein Hilfsmittel. Es spielt keine Rolle, ob Sie beide unterschiedliche Hilfsmittel verwenden.
- Lassen Sie Ihren Partner wissen, dass auch Sie an seinen Erfolg glauben.
- Seien Sie solidarisch und unterstützen Sie sich **einander** in schwierigen Situationen.
- Lenken Sie **einander** vom Rauchen ab. Lieblingslieder, Theater-, Konzert- und Kinobesuche usw. können sehr entspannend sein.

- Auch wenn beide Laien sind: Gegenseitige Entspannungsmassagen können die Ausschüttung von Glückshormonen fördern, was besonders in den ersten Wochen nach dem Rauchstopp nicht nur für den Körper, sondern auch für die Seele sehr angenehm ist.
- Wie wäre es, gemeinsam ein neues Hobby zu beginnen oder eine neue Sportart auszuprobieren? Das schweißt zusammen.
- Sie könnten täglich gemeinsam spazieren gehen. Das entspannt Körper und Seele und inspiriert zu neuen Ideen.
- Die Raucherentwöhnung ist eine partnerschaftliche Aufgabe und darf niemals zu einem Wettbewerb werden.
- Setzen Sie Ihre Partnerin oder Ihren Partner nie unter Druck. Ein erfolgreicher Rauchstopp ist das Ergebnis einer bewussten und freiwilligen Entscheidung.
- Alte Rituale des gemeinsamen Rauchens müssen aufgegeben und kreativ durch andere, rauchfreie Alternativen ersetzt werden.
- Seien Sie geduldig und suchen Sie immer wieder das Gespräch mit sanften Worten, wenn der andere etwas gereizt ist. In den ersten 12 Wochen nach dem Rauchstopp wird es Ihnen beiden nicht immer leicht fallen, ohne sporadische Überreaktionen rauchfrei zu bleiben. Diese erhöhte Reizbarkeit ist normal und wird bald wieder abklingen.
- Seien Sie präsent und offen für den Anderen. Sie kennen Ihren Partner und merken sofort, wenn etwas nicht stimmt. Fragen Sie, wie Sie helfen können, aber drängen Sie sich nicht auf.

- Schaffen Sie eine entspannte Atmosphäre. Planen Sie mit Ihrem Partner Aktivitäten, in denen beide die Möglichkeit haben, sich zu entspannen. Etwa ein Wochenendausflug oder ein Spaziergang im Wald oder im Park.
- Bereiten Sie Überraschungen vor. Reservieren Sie z. B. einen Tisch in einem ausgefallenen Restaurant und verbringen Sie gemeinsam einen schönen Abend.
- Lenken Sie sich von trüben Gedanken ab. Seien Sie fröhlich! Nehmen Sie an möglichst vielen gemeinsamen Aktivitäten teil. Alles, was Sie in den ersten rauchfreien Wochen von der Zigarette ablenkt, **ist gut für Sie** und Ihrer Beziehung.
- Belohnen Sie Erfolge auf beiden Seiten. Bestimmte Meilensteine sind besonders wichtig, z. B. die ersten 24 Stunden, der 7., der 14. und der 30. Tag sowie jeder volle Monat nach dem Rauchstopp. Sie wissen, was Ihr Partner sich wünscht. Ein Blumenstrauß, ein Abendessen, ein neues Buch oder was auch immer Ihrem Partner gefällt, kann für ihn und für Sie eine wertvolle Unterstützung sein.
- Vermeiden Sie Schuldzuweisungen. Machen Sie Ihrem Partner keine Vorwürfe, wenn er es diesmal nicht geschafft hat. Vielleicht benötigt er mehr Zeit, um sich besser vorzubereiten. Bald wird sich eine andere Gelegenheit bieten. Er sollte den Kampf gegen das Rauchen nicht aufgeben. Übrigens: Die meisten langjährigen Ex-Raucher haben erst nach mehreren Versuchen endgültig aufgehört. Also, Kopf hoch und weiter!

Schwangerschaft und Stillen

Die Aussicht auf ein eigenes Kind ist sicherlich eine große Motivation für werdende Mütter und Väter, einen neuen Lebensabschnitt zu beginnen und endgültig mit dem Rauchen aufzuhören. Eine so günstige Gelegenheit bietet sich so schnell nicht wieder. Also am besten gleich anfangen!

Sie rauchen noch und wollen schwanger werden?
Sprechen Sie auf jeden Fall zuerst mit Ihrem Arzt und lassen Sie sich beraten.

Wenn Sie sich für eine Entwöhnungstherapie mit Nikotinersatzpräparaten oder Medikamenten entscheiden, müssen Sie mindestens 14 Wochen warten, bevor Sie versuchen können, schwanger zu werden. Zu diesem Zeitpunkt muss die Behandlung abgeschlossen sein.

Rauchen und Fruchtbarkeit
Nikotin beeinträchtigt die Fruchtbarkeit sowohl bei Männern als auch bei Frauen.

Bei Frauen senkt Nikotin die Konzentration der weiblichen Hormone Östrogen und Progesteron im Blut, was die Wahrscheinlichkeit, schwanger zu werden, um bis zu 40 Prozent verringert.

Bei Männern beeinträchtigt Nikotin die Qualität der Spermien, indem es ihre Anzahl und Beweglichkeit verringert. Auch bei Kinderwunschbehandlungen ist das

Risiko eines Therapieversagens doppelt so hoch, wenn der Mann raucht.

Was passiert, wenn eine schwangere Frau weiter-raucht?

Die Schadstoffe des Zigarettenrauchs gelangen über die Plazenta zum Kind und greifen in wichtige Entwicklungsprozesse ein. Das Kind hat ein erhöhtes Risiko für Missbildungen. Das Risiko einer Frühgeburt steigt, das Kind kommt kleiner und untergewichtig zur Welt. Dadurch erhöht sich das Risiko für körperliche und geistige Behinderungen. Kinder von Rauchern sind auch häufiger von Infektionen und plötzlichem Kindstod betroffen. Es ist wissenschaftlich erwiesen, dass Passivrauchen und selbst geringe Mengen Zigarettenrauch während der Schwangerschaft sehr schädlich für das Kind sind.

Finger weg von E-Zigaretten!

E-Zigaretten eignen sich NICHT als Hilfsmittel beim Rauchstopp (→ Seite 175).

Die chemische Seite der E-Zigarette

Wenn Sie E-Zigaretten rauchen, inhalieren Sie eine Vielzahl von Substanzen, deren Toxizität noch unbekannt oder unzureichend erforscht ist, und Sie nehmen weiterhin Nikotin auf, was an sich schon schlimm genug ist.

Die psychologische Seite der E-Zigarette

E-Zigaretten können sogar zum Weiterrauchen verleiten, da sie in der Handhabung einer Tabakzigarette ähneln. Mit der E-Zigarette setzen Sie ein mechanisches

Ritual fort, das Sie schon seit Jahren mit der Tabakzigarette praktizieren und das tief in Ihrer Psyche verankert ist. Das macht es nahezu unmöglich, endgültig mit dem Rauchen aufzuhören. Genau diese Art von Rauchgewohnheiten müssen Sie aufgeben, wenn Sie dauerhaft rauchfrei werden wollen.

Die richtige Wahl der Hilfsmittel zur Raucherentwöhnung

Das erste Wort hat wie immer Ihr Arzt. Sprechen Sie mit ihm und bitten Sie ihn um Unterstützung. Ausführliche Informationen über die verschiedenen Methoden und Hilfsmittel zur Raucherentwöhnung finden Sie im Aktionsplan im ersten Teil dieses Buches.

Der Fagerström-Test und Ihr persönliches Raucherprofil sowie eine fachkundige ärztliche Beratung bilden die Grundlage für die richtige Auswahl Ihrer Hilfsmittel.

Unabhängig von der gewählten Entwöhnungsmethode sind die Änderung der Gewohnheiten und die Schaffung von Alternativen zum Rauchen zwei weitere Voraussetzungen für eine erfolgreiche Behandlung der psychischen Nikotinabhängigkeit.

Tipps für den Rauchstopp <u>VOR</u> der Schwangerschaft

Monotherapie und Kombitherapie (→ Seite 32)
Die Anwendung von Nikotinpflaster allein oder in Kombination mit Nikotinspray bildet eine hervorragende Unterstützung für einen sanften Rauchstopp, da diese

Nikotinersatzprodukte die Entzugserscheinungen neutralisieren können.

Auch die Einnahme von Medikamenten (Champix®, Asmoken® oder Zyban®) kann eine wirksame Alternative zur Nikotinersatztherapie sein.

Schlusspunktmethode und Reduktionsmethode
Manche Raucherinnen versuchen, den Zigarettenkonsum abrupt zu beenden oder innerhalb weniger Wochen allmählich auf null zu reduzieren. Sie nehmen dabei keine zusätzliche Hilfe in Anspruch. Beide Methoden können sehr problematisch sein, da die Betroffenen über einen Zeitraum von zwei bis mehreren Wochen mit Entzugserscheinungen zu kämpfen haben und viele daran scheitern. Das ist nicht jedermanns Sache! Letztlich ist der Rauchstopp eine Frage der persönlichen Überzeugung, aber auch der individuellen Handlungsmöglichkeiten.

Alternativtherapien
Andere Frauen bevorzugen Naturheilverfahren wie Yoga, Akupunktur, Aurikulotherapie oder Hypnose (→ Seite 49). Möglicherweise ist die Motivation durch die Aussicht auf eine Schwangerschaft so stark, dass sie den Ausstieg aus dem Rauchen auch ohne weitere Unterstützung wie Nikotinersatzpräparate oder die Einnahme von Medikamenten schaffen.

Tipps zum Rauchstopp <u>WÄHREND</u> der Schwangerschaft oder Stillzeit
Wenn Sie schwanger sind oder stillen und weiterhin rau-

chen, sollten Sie sich umgehend an Ihren Arzt wenden, denn er kann Ihnen einen konkreten Weg aufzeigen, wie Sie sofort mit dem Rauchen aufhören können.

Ihr Kind hat ein Recht auf ein gesundes Leben ohne die schädlichen Folgen des Rauchens. Trotz Ihrer besten Vorsätze und Bemühungen ist es Ihnen bisher leider nicht gelungen, rechtzeitig mit dem Rauchen aufzuhören. Aber Sie lieben Ihr Kind und wollen es noch einmal versuchen. Es ist toll, dass Sie immer noch auf der Suche nach einer Lösung für Ihre Nikotinabhängigkeit sind. Das macht Hoffnung, dass es bald klappt!

Ihr Arzt kann entscheiden, ob eine Nikotinersatztherapie für Sie infrage kommt. Es ist bekannt, dass diese Therapie weniger schädigend ist als das Weiterrauchen, da sie neben dem Nikotin keine weiteren toxischen Stoffe enthält. Dadurch wird auch das Ritual des Rauchens unterbrochen. Dies ist bei der Behandlung der psychischen Nikotinabhängigkeit sehr hilfreich.

Die Teilnahme an einem Raucherentwöhnungsseminar, entweder individuell oder in einer kleinen Gruppe, kann in dieser schwierigen Phase von großem Nutzen sein. So wird Ihr Rauchstopp professionell begleitet und Ihre Erfolgschancen werden deutlich erhöht. Sprechen Sie gegebenenfalls mit Ihrer Krankenkasse über die Kostenübernahme und spezialisierte Anbieter in Ihrer Nähe.

Fazit
Die Kombinationstherapie aus Nikotinpflaster und Niko-

tinspray könnte für Sie eine Notlösung sein. Allerdings kann nur Ihr Arzt gemeinsam mit Ihnen über eine solche Behandlung entscheiden.

Der Vortag des Rauchstopps

Auch heute können Sie noch rauchen, so viel Sie wollen, aber vergessen Sie nicht, in Ihr Rauchertagebuch zu schreiben.

Ich gehe davon aus, dass Sie sich intensiv auf den morgigen Rauchstopp-Tag vorbereitet haben. Sie haben in den vergangenen zwei Wochen einige ungewohnte Übungen gemacht, die vielleicht nicht immer angenehm waren. Aber schon bald werden Sie für Ihre Mühe belohnt.

Ich hoffe, dass Sie in dieser kurzen Zeit viele Ihrer alten Rauchgewohnheiten aufgegeben und einen neuen Lebensstil für sich entdeckt haben. Diese Maßnahmen werden Ihnen helfen, die nächste Etappe auf dem Weg zum Rauchstopp erfolgreich zu meistern.

Morgen ist der große Tag. Ganz gleich, ob Sie im Urlaub sind, im Büro arbeiten oder es sich zu Hause gemütlich machen – was wirklich zählt, ist nicht, wo Sie sich gerade befinden, sondern wie entschlossen und motiviert Sie an die Sache herangehen und wie Sie sich dabei innerlich fühlen. Bleiben Sie gelassen. Sie wissen, was zu tun ist. Schließlich haben Sie nichts dem Zufall überlassen.

Last-Minute-Tipps
- Wenn Sie sich für ein Nikotinersatzprodukt entschieden haben, machen Sie sich mit der Anwendung vertraut, lassen Sie es heute Nacht auf dem Nachttisch liegen und verwenden Sie es morgens gleich nach dem Aufwachen.
- Wenn Sie eine medikamentöse Therapie ausgewählt haben (Champix®, Zyban® oder Asmoken®), lesen Sie die Packungsbeilage und befolgen Sie die Anweisungen genau (→ Seite 44).
- Wenn Sie sich für eine Alternativtherapie (Akupunktur, Aurikulotherapie, Yoga oder Hypnose) entschieden haben, sollten Sie für morgen einen Termin bei einem professionellen Therapeuten vereinbart haben.
- Denken Sie an Ihre Familie, Freunde, Vorgesetzte und Kollegen. Wenn Sie es bisher nicht getan haben, erzählen Sie ihnen noch heute von Ihrem Rauchstopp. Sie werden sicherlich in den nächsten Wochen mehr Geduld mit Ihnen haben und ein größeres Verständnis für Sie aufbringen.

Tipps für den heutigen Tag
- Bleiben Sie ständig beschäftigt.
- Duschen Sie sich am Morgen und am Nachmittag.
- Beschäftigen Sie sich mit Ihrem Lieblingshobby.
- Beschäftigen Sie Ihre Hände mit Tätigkeiten wie Autowaschen, Staubsaugen, Geschirrspülen, Kartenspielen usw.
- Richten Sie Ihre Aufmerksamkeit auf Aktivitäten, die ungewöhnlich sind.
- Vermeiden Sie das Alleinsein.

- Lassen Sie das Auto stehen und benutzen Sie das Fahrrad.
- Schlafen Sie tagsüber nicht.
- Machen Sie einen besonders langen Spaziergang.

Vor dem Schlafengehen
- Nehmen Sie ein heißes Bad.
- Drücken Sie die letzte Zigarette mit dem positiven Gedanken aus, dass es morgen um Ihren Sieg ankommt.
- Vernichten Sie die übrig gebliebenen Zigaretten mithilfe von Wasser.
- Werfen Sie das Feuerzeug in den Mülleimer.
- Waschen Sie den Aschenbecher aus und stellen Sie ihn außer Sichtweite.
- Stellen Sie ein Glas Wasser neben Ihr Bett.
- Lesen Sie noch einmal das Kapitel »Entspannungsmethoden« (→ Seite 92).
- Lesen Sie noch einmal das Kapitel »Die Kraft der Motivation« (→ Seite 122).

... Und träumen Sie von Ihrem neuen Lebensabschnitt, der morgen sanft und stressfrei beginnt.

6. Der Rauchstopp-Tag

Erster Nichtrauchertag

Sie sind bereits Nichtraucher!

Heute haben Sie das Kapitel »Rauchen« in Ihrem Leben abgeschlossen. Sie können jetzt zuversichtlich in einen neuen Lebensabschnitt starten.

In den ersten Tagen nach dem Rauchstopp-Tag werden Sie wahrscheinlich immer wieder an die Zigarette denken. Kümmern Sie sich nicht darum, lenken Sie sich ab und Ihr Gehirn wird bald erkennen und akzeptieren, dass »Nichtraucher« jetzt Ihr neuer Normalzustand ist. Bleiben Sie entspannt. Der Ausnahmezustand wird in ein paar Tagen vorbei sein. In der Zwischenzeit werden Sie durch das gewählte Hilfsmittel gut vor Entzugserscheinungen geschützt sein.

Zur Erinnerung: Was steht auf Ihrer To-do-Liste?
• Wenn Sie sich für eine Nikotinersatztherapie entschieden haben, beginnen Sie sofort mit der Anwendung des gewählten Produkts.
• Wenn Sie die medikamentöse Behandlung mit Cham-

pix®, Zyban® oder Asmoken® gewählt haben, befolgen Sie die Anweisungen Ihres Arztes und beachten Sie die Angaben in der Packungsbeilage.
- Wenn Sie sich für den Weg der Alternativtherapie entschieden haben, kommen Sie pünktlich zum Termin.

Tipps
- Tragen Sie Ihr Nikotinspray immer bei sich. Es ist Ihre Soforthilfe bei akutem Rauchverlangen.
- Am Abend vor dem Rauchstopp-Tag haben Sie alle Zigaretten, die Sie noch hatten, vernichtet. Sollten Sie trotzdem noch welche finden, entsorgen Sie diese sofort mit Leitungswasser.
- Fangen Sie den Tag an mit einem gesunden Frühstück.
- Denken Sie nur an den heutigen Tag. Sagen Sie sich: „Heute rauche ich nicht".
- Morgens einmal duschen und vor dem Schlafengehen noch einmal.
- Meiden Sie die Gesellschaft von Rauchern.
- Beschäftigen Sie Ihre Hände mit einem Kugelschreiber oder einem Gummiband.
- Bleiben Sie den ganzen Tag aktiv.
- Gehen Sie spazieren.
- Beginnen Sie mit einer sportlichen Aktivität, die Ihren persönlichen Fähigkeiten entspricht.
- Machen Sie ein Probetraining in einem Fitnessstudio.
- Gehen Sie, wenn möglich schwimmen oder in die Sauna.
- Alkoholische Getränke sind in den ersten sechs Monaten nach dem Rauchstopp tabu. Alkohol vermindert das logische Denkvermögen und begünstigt so einen

Rückfall. Das wollen Sie sicher nicht. Also Finger weg vom Alkohol.

- Wasser und Zigaretten passen einfach nicht zusammen. Trinken Sie regelmäßig ein Glas am besten stündlich, damit die Schadstoffe der Zigarette schneller ausgeschieden werden. Hinweis: Ein Glas Wasser kann auch als Notfalllösung dienen, falls ein akutes Rauchverlangen auftritt.
- Wenn Sie Heißhunger haben, essen Sie Äpfel, zuckerfreie Bonbons, Diätkaugummis und Ähnliches.
- Vermeiden Sie Schokolade, Eiscreme, Sahnetorten und Ähnliches.
- Halten Sie rohe Gurken und Möhrenstifte bereit. Beide eignen sich besonders gut als Zwischenmahlzeit.
- Achten Sie auf die Qualität Ihrer Ernährung und verteilen Sie Ihre Mahlzeiten über den Tag. Frühstück, Mittagessen und Abendessen sind die Hauptmahlzeiten. Essen Sie zwischendurch Obst (Äpfel sind in dieser Phase ideal) und Rohkost (z. B. Gurken und Karotten).
- Putzen Sie sich einmal pro Stunde die Zähne.

Hinweis: Bitte brechen Sie die medikamentöse Therapie nicht auf eigene Faust vorzeitig ab, ohne sich vorher mit Ihrem Arzt beraten zu haben.

7. Die Zeit danach

Die ersten Monate nach dem Rauchstopp

Die ersten zwölf Wochen nach dem Rauchstopp sind entscheidend für Ihre Zukunft als Nichtraucher. In dieser Zeit bauen Sie Ihren neuen Lebensstil auf und gewöhnen sich langsam an einen neuen Alltag ohne Zigaretten. Die innere Entspannung, die die Neutralisierung der Entzugssymptome in den ersten 12 Wochen bietet, ist dafür mehr denn je notwendig.

Sie rauchen schon seit einiger Zeit nicht mehr und haben die Kontrolle über Ihr Leben weitgehend zurückgewonnen. Aber Vorsicht: Eine einzige Zigarette kann alles zunichtemachen, was Sie bisher erreicht haben. Einen solchen Ausrutscher würden Sie später zutiefst bereuen. Machen Sie also nicht den Fehler, die erste Zigarette zu rauchen. Im Notfall nicht lange warten, sondern sofort zum Nikotinspray greifen. Innerhalb von 60 Sekunden ist das Rauchverlangen verschwunden und das Leben ohne Zigarette geht ganz normal weiter.

Das Schwierigste, das Aufhören, haben Sie bereits hinter sich. Jetzt geht es darum, den Entwöhnungsprozess

Schritt für Schritt so sanft und stressfrei wie möglich zu gestalten. Hier finden Sie Tipps und Gedanken, die Ihnen nicht nur in den nächsten Monaten, sondern auch in den Jahren nach dem Rauchstopp helfen, Ihren Entschluss, nie wieder zu rauchen, zu festigen.

Wichtig ist, dass Sie verstehen: Mit dem Rauchstopp haben Sie eine Tür verschlossen und das Monster Nikotin, das Ihre Freiheit jahrelang eingeschränkt hat, darin eingesperrt. Diese Tür darf nie wieder geöffnet werden.

Tipps
- Tragen Sie Ihr Nikotinspray in den ersten 12 Monaten nach dem Rauchstopp immer bei sich. Vergessen Sie nicht, es mit in den Urlaub zu nehmen. Zögern Sie nicht, es im Notfall zu verwenden.
- Lesen Sie einmal im Monat Ihre Einträge im Rauchertagebuch. Achten Sie besonders auf die Einträge, die sich auf »wichtige Zigaretten« beziehen, und vermeiden Sie, wenn möglich, deren Auslöser.
- Hüten Sie sich vor Langeweile. Seien Sie kreativ und beschäftigen Sie sich mit dem, was Ihnen Spaß macht.
- Erzählen Sie immer wieder anderen, dass Sie mit dem Rauchen aufgehört haben.
- Übertriebenes Selbstvertrauen kann ein Segen, aber auch ein Fluch sein. Seien Sie also klug und setzen Sie sich nicht riskanten Situationen aus.
- Verlassen Sie sich nicht blind auf Ihre Selbstkontrolle. Unterschätzen Sie nicht die Macht alter Rauchgewohnheiten und bauen Sie Ihren neuen Lebensstil kontinuierlich aus.

- Fördern Sie Ihre Willenskraft durch Spaziergänge, Sport und Entspannungstechniken.
- Ein teurer Irrtum: »Nur eine Zigarette und dann höre ich wieder auf«. Das ist kaum möglich, da alle Nikotinrezeptoren im Gehirn wieder aktiviert werden und die alten Rauchgewohnheiten sofort wieder einsetzen. Die Wahrscheinlichkeit, dass Sie wieder regelmäßig rauchen, ist sehr hoch. Nehmen Sie notfalls zwei Sprühstöße Ihres Nikotinsprays, aber wirklich nur, wenn die Gefahr eines Rückfalls sehr groß ist. Das ist immer noch besser, als wieder mit dem Rauchen anzufangen.
- Auch Partys können problematisch sein. Vermeiden Sie in den ersten Monaten alle Vergnügungen, die Ihren Widerstand gegen Versuchungen schwächen könnten.
- Gehen Sie nicht in die Kantine, in die Kneipe oder an andere Orte, wo sich Raucher treffen.
- Vermeiden Sie Situationen, die Stress auslösen können.
- Der Gebrauch von E-Zigaretten sollte unter allen Umständen vermieden werden. Die E-Zigarette führt zu einer immer wiederkehrenden Reaktivierung der mentalen Nikotinabhängigkeit und zu einem Wiedereinstieg in den regelmäßigen Konsum von Tabakzigaretten.
- Werden Sie nicht zum fanatischen Ex-Raucher! Akzeptieren Sie, dass andere auch anders sein können.

Motivation nachhaltig fördern

Der Rauchstopp-Tag ist ein bedeutender Meilenstein in Ihrem Leben. An diesem Tag haben Sie den Übergang zum Nichtraucher geschafft. Nun geht es darum, Ihre Motivation aufrechtzuerhalten, damit Rückfälle keine Chance haben.

Die folgenden Tipps sollen Ihnen helfen, Ihren neuen rauchfreien Lebensstil zu festigen und zuversichtlich in die Zukunft zu blicken.

Tipps
- Machen Sie weiterhin Ihren täglichen Spaziergang. Das ist eine Quelle der Entspannung und der inneren Ruhe.
- Sorgen Sie für ausreichend Schlaf. Schlafmangel führt zu Unaufmerksamkeit, Müdigkeit und Stress – alles Dinge, die Sie in dieser Regenerationsphase nicht gebrauchen können.
- Suchen Sie einen Kameraden, der Sie bei Ihren sportlichen Aktivitäten begleitet.
- Gehen Sie regelmäßig ins Kino, Theater, Konzert oder Musical. Das erweitert Ihren Horizont und bringt Licht in Ihr neues Leben.
- Hören Sie ein paar Minuten Klavier- oder Harfenmusik, bevor Sie zu Bett gehen. Das hilft Ihnen, von den Ereignissen des Tages abzuschalten. Die Magie der Musik wird Sie in eine Traumwelt entführen, weit weg von den düsteren Gedanken an das Rauchen.
- Unabhängig von Ihrem Glauben oder Ihrer Religion:

146

Wenn Sie an eine höhere Macht glauben, scheuen Sie sich nicht, diese um Hilfe zu bitten.

- Lernen Sie Yoga und Meditation kennen. Bei diesen Übungen erleben Sie ein besonders angenehmes Gefühl der Entspannung und Leichtigkeit. Gleichzeitig üben Sie sich in Disziplin und steigern so Ihre Motivation, Nichtraucher zu bleiben.
- Lernen Sie Autogenes Training kennen. Sie werden sich tief entspannen, während Sie Ihren Körper und Ihren Geist darauf trainieren, mit Ängsten und Stress richtig umzugehen.
- Treten Sie einem Freundeskreis ehemaliger Raucher bei. Dort können Sie sich persönlich oder online mit Gleichgesinnten austauschen. Sie können viel von anderen lernen und diese wiederum von Ihnen.
- Sie können ein neues Hobby oder eine neue Beschäftigung finden und sofort damit beginnen. Nutzen Sie Ihre Freizeit für kreative Aktivitäten. Trägheit kann in den ersten Monaten nach dem Rauchstopp eine echte Herausforderung sein. Aber Melancholie und Langeweile sind schnell verflogen, wenn Sie etwas Interessantes unternehmen.
- Tauschen Sie den Bildschirm Ihres Handys oder Computers regelmäßig gegen ein gutes Buch ein. Lesen eröffnet Ihnen eine ganz neue Welt und kann langfristig sogar ein hervorragender Ersatz für das Rauchen sein.
- Sind Sie ein Kunstliebhaber? Wollten Sie schon immer ein Bild malen, ein Musikinstrument spielen oder in einem Chor singen? Versuchen Sie es. Das ist Ihre Chance, sich einen Lebenstraum zu erfüllen.

• Das Erlernen einer Fremdsprache ist immer von Nutzen und kann für sehr lange Zeit eine Quelle der Motivation sein.

Rauchverlangen

Wenn die Nikotinersatztherapie bzw. die medikamentöse Therapie richtig angewendet wird, sollte bei der Mehrheit der Raucher das Rauchverlangen bereits am Tag des Rauchstopps neutralisiert sein. Bei einem kleinen Teil der Raucher kann der Entwöhnungsprozess jedoch etwas schwieriger verlaufen. Manche alte Rauchgewohnheiten lassen sich einfach nicht so schnell ablegen. Haben Sie Geduld, seien Sie stark und rauchen Sie nicht. Schon nach kurzer Zeit werden die Anfälle seltener.

Woher kommt das Rauchverlangen, das manche Raucher trotz Hilfsmittel verspüren? Die Ursache liegt in der mentalen Assoziation mit der Zigarette, die leider immer noch zu stark ausgeprägt ist. Auslöser für diese unangenehmen Reaktionen sind meist Stress und vor allem alte Rauchgewohnheiten, also rein psychische Faktoren. Diese Ursachen lassen sich mit den richtigen Maßnahmen relativ leicht beseitigen; wie das geht, erfahren Sie im Kapitel »Aufbau eines neuen Lebensstils« (→ Seite 59). In akuten Fällen können Entspannungstechniken und gegebenenfalls der sofortige Einsatz eines Nikotinsprays entscheidend helfen. Wellness und Fitness sind ebenso empfehlenswert, um Stress und Langweile vorzubeugen.

Was können Sie sonst noch konkret tun, wenn Sie plötzlich das Verlangen nach einer Zigarette verspüren?

Tipps
- Bleiben Sie ruhig und zählen Sie langsam bis 30.
- Mit zwei Sprühstößen Nikotinspray in den Mund verschwindet das Rauchverlangen innerhalb von 60 Sekunden.
- Ablenkungsmanöver: Schnell mit etwas anderem beschäftigen. Schon nach wenigen Augenblicken sind Sie so abgelenkt, dass das momentane Verlangen nach einer Zigarette »vergessen« wird.
- Eine wirksame Gegenreaktion auf solche Anfälle sind ein Glas Wasser und ein paar tiefe Atemzüge. Die ersehnte Entspannung stellt sich schnell ein.
- Gehen Sie spazieren.
- Wenn sich alles wieder beruhigt hat, sollten Sie sich fragen, welche Ihrer alten Rauchgewohnheiten immer noch vorhanden sind und was Sie dagegen machen können.
- Halten Sie durch und vermeiden Sie nur eine Zigarette: die erste.

Fazit
Seien Sie zuversichtlich, denn Sie haben gelernt, der Versuchung zu widerstehen. Das Rauchverlangen dauert nur wenige Sekunden, lässt sich schnell überwinden und wird mit der Zeit immer seltener. Wenn diese Episoden länger als drei Wochen nach dem Rauchstopp anhalten, sollten Sie ein anderes Nikotinersatzpräparat ausprobieren oder

auf eine medikamentöse Therapie umsteigen. Sprechen Sie mit Ihrem Arzt und lassen Sie sich beraten.

Eine begleitende Gruppentherapie mit professioneller Unterstützung kann sinnvoll sein, wenn es Ihnen besonders schwerfällt, allein mit dem Rauchen aufzuhören, und Sie immer wieder von Rauchverlangen geplagt werden. In Deutschland gibt es über 100 Praxen und Kliniken, die professionelle Hilfe bei der Nikotinentwöhnung anbieten. Bitte wenden Sie sich an Ihre Krankenkasse. Informationen zu ambulanten und stationären Einrichtungen in Österreich und der Schweiz finden Sie auf den Internetseiten der jeweiligen Gesundheitsministerien. Sie können es schaffen!

Trauen Sie sich zu, von der Sucht loszukommen, und überprüfen Sie regelmäßig Ihre Motivationsliste.

Rückfall vorbeugen

Nach einem erfolgreichen Rauchstopp ist im ersten Jahr besondere Vorsicht geboten, um einen Rückfall zu vermeiden. Sie können dieses Risiko minimieren, indem Sie die bekannten Auslöser Ihrer »wichtigen Zigaretten« meiden und sich intensiv mit der Schaffung eines Ersatzes für das Rauchen beschäftigen.

Das Rauchverlangen nimmt im ersten Jahr nach dem Rauchstopp kontinuierlich ab, danach verliert die Zigarette ihre Anziehungskraft fast vollständig.

Die größte Herausforderung bei der Raucherentwöhnung ist, wie bereits erwähnt, die mentale Nikotinabhängigkeit. Hier gilt es, alle Kräfte zu bündeln, um die innere Beziehung zur Zigarette in eine Art ewigen Ruhezustand zu versetzen.

Der Aktionsplan (→ Teil 1 dieses Ratgebers) zeigt Ihnen, wie Sie Entzugssymptome neutralisieren können, wie Gewohnheitsänderungen und Alternativen zum Rauchen für einen dauerhaften Rauchstopp unerlässlich sind. Durch diese drei Maßnahmen wird Ihre mentale Nikotinabhängigkeit entkräftet und allmählich ins Unterbewusstsein verlagert. Dort ruht sie, solange Sie keine einzige Zigarette mehr rauchen, verschwindet aber nie, was nicht unbedingt ein Problem sein muss. Wie kommt es dazu? In den ersten Wochen nach dem Rauchstopp unterdrücken Sie das Rauchverlangen noch bewusst mit einem Hilfsmittel Ihrer Wahl. Das gibt Ihrem Gehirn Zeit, sich auf die neue Situation einzustellen, und nach etwa acht Wochen erkennt es den neuen Nichtraucherstatus automatisch als normal an, und ein Rückfall wird mit der Zeit immer unwahrscheinlicher. Dennoch sollten Sie wachsam bleiben und sich nicht unnötig gefährlichen Situationen aussetzen.

Fazit
Rauchen Sie nicht die erste Zigarette! Lesen Sie noch einmal Ihre Aufzeichnungen im Rauchertagebuch. Sie wissen, in welchen Situationen das Verlangen nach einer Zigarette besonders stark ist. Gehen Sie konsequent dagegen vor, denn alte Rauchgewohnheiten und bekannte

Auslöser sind noch lange nach dem Rauchstopp die Hauptursache für Rückfälle.

Tipps
- Bei akuter Gefahr eines Rückfalls
Soforthilfe: Zwei Sprühstöße Nikotinspray.

- Im Falle von unvermeidbarem Stress und schockierenden Nachrichten
Beruhigen Sie sich erst einmal. Dann schnell überlegen, was die bessere Lösung ist: sich der Situation stellen oder weglaufen. Ein Glas Wasser hilft, klar zu denken. Wenn nötig, zögern Sie nicht, das Nikotinspray zu benutzen.

- Bei Alkoholgenuss
Hier hilft nur Prävention. Denn Alkoholkonsum trübt das klare Denken, vermindert die Selbstkontrolle und erhöht damit die Rückfallgefahr. Gehen Sie auf Nummer sicher und trinken Sie keinen Alkohol. Halten Sie sich nur in Lokalen auf, in denen das Rauchen strikt verboten ist.

- Umgang mit Rauchern
Seien Sie stolz darauf, nicht mehr zu rauchen. Vermeiden Sie in den ersten Wochen nach dem Rauchstopp unnötige Risiken! Halten Sie sich auch in der Freizeit möglichst von rauchenden Personen fern, denn gerade am Anfang kann es unerwartet schwerfallen, in bestimmten Situationen auf das Rauchen zu verzichten.

- Nach dem Essen
Das Rauchen nach dem Essen gehörte viele Jahre lang zu Ihrem täglichen Ritual. Jetzt haben Sie sich diese Gewohnheit abgewöhnt. Wenn Sie trotzdem Lust auf eine Zigarette bekommen, wissen Sie, was zu tun ist: Sofort aufstehen und einen Spaziergang machen. Nach ein paar Minuten ist das Ganze vorbei.

Dies hilft auch, Rückfällen vorzubeugen:
- Ihre persönlichen Motive, Nichtraucher zu bleiben, sollten immer im Vordergrund stehen. Wenn Sie in Versuchung geraten, atmen Sie tief durch und denken Sie an all die positiven Erfahrungen, die Sie nach dem Rauchstopp gesammelt haben. Es ergibt keinen Sinn, hart erarbeitete Erfolge wegzuwerfen, nur um dann wieder von vorn anfangen zu müssen.
- Zögern Sie keine Sekunde, wenn Sie aus dem einen oder anderen Grund in akute Rückfallgefahr geraten! Die Anwendung eines Nikotinsprays und ein anschließender Spaziergang lindern das Rauchverlangen und geben Ihnen Zeit, an einer dauerhaften Lösung nachzudenken.
- Trinken Sie reichlich Wasser, grünen Tee und natürliche Fruchtsäfte über den Tag verteilt. Dadurch wird die unmittelbare Gefahr eines Rückfalls in der Regel gemindert.
- In akuten Situationen kann auch ein Anruf bei jemandem sofort von den Gedanken an die Zigarette ablenken.

153

Rückfällig geworden? Was nun?

Sie haben trotz aller guten Vorsätze wieder mit dem Rauchen angefangen. Kopf hoch! Das ist nichts Ungewöhnliches, und wenn Sie es wirklich wollen, können Sie es wiedergutmachen. Betrachten Sie diesen Rückschlag als Zwischenfall und geben Sie sich eine neue Chance. Machen Sie es diesmal besser, indem Sie sich noch intensiver auf den erneuten Rauchstopp vorbereiten.

Ich weiß, wie Sie sich fühlen, denn ich habe selbst in meiner Vergangenheit immer wieder Rückfälle erlebt. Lassen Sie sich nicht unterkriegen und machen Sie nicht den Fehler, heimlich zu rauchen. Das ist einfach zu peinlich!

Die Geschichte Ihres Rückschlags kann Ihnen helfen, Ihre nächsten Schritte gezielt zu planen. Bitte prüfen Sie, wo Sie sich selbst am ehesten wiederfinden.

Ausrutscher
- Sie haben geraucht, sind aber noch nicht ganz zu Ihren alten Rauchgewohnheiten zurückgekehrt. → *Gut so!*
- Sie haben keine Zigaretten gekauft. → *Gut so!*
- Sie haben Zigaretten gekauft, aber eine Packung reicht noch für mehrere Tage. → *Das ist doch etwas Positives!*
- Sie waren nicht in der Lage, in einer Stresssituation der vermeintlichen »Erlösung« einer Zigarette zu widerstehen. → *Das kann man nachholen!*
- Sie haben mehrere Zigaretten geraucht, aber die meisten davon waren geliehen. → *Das ist doch etwas Positives!*

- Sie können ziemlich gut schätzen, wie viele Zigaretten Sie seit Ihrem Ausrutscher geraucht haben. → *Das ist doch etwas Positives!*
- Sie bedauern dies und wollen einen neuen, ernsthaften Ausstiegsversuch starten. → *Gut so!*

Rückfall

- Sie haben die ersten Zigaretten geraucht und sind schnell wieder zu Ihren alten Rauchgewohnheiten zurückgekehrt. → *Das kann man nachholen!*
- Nachdem Sie sich die ersten Zigaretten geliehen hatten, kauften Sie sich Ihre erste Schachtel und rauchten mit Genuss weiter. → *Das kann man nachholen!*
- Sie wissen nicht, wie viele Zigaretten Sie seit Ihrem Rückfall geraucht haben. → *Das kann man nachholen!*
- Trotz des Rückfalls haben Sie sich entschieden, gegen die Nikotinsucht weiterzukämpfen. → *Gut so!*
- Sie wollen vorerst eine Pause einlegen, sind aber fest entschlossen, innerhalb der nächsten acht Wochen einen neuen Versuch zu starten. → *Gut so!*

Ein Rückblick

Denken Sie nun an den Tag zurück, an dem Sie rückfällig geworden sind. Suchen Sie nach Antworten auf die folgenden Fragen und ziehen Sie die Lehren daraus.

- Was war der Auslöser für die erste Zigarette?
- Wo haben Sie die erste Zigarette geraucht?
- Haben Sie um die erste Zigarette gebeten oder ist sie Ihnen von jemandem angeboten worden?

- Wie war Ihre Stimmung vor und nach der ersten Zigarette?
- Waren Sie in einer besonders belastenden Situation? Wie würden Sie Ihren emotionalen Zustand beschreiben: Wut, Angst, Aggression, Gereiztheit, Langeweile?
- Waren Sie zu locker oder gar übermütig?
- Haben andere Raucher eine Rolle gespielt?
- War der Zeitpunkt für den Rauchstopp nicht optimal?
- War die zweiwöchige Vorbereitungszeit zu kurz?
- Waren Ihre Bemühungen zur Aufgabe des Rauchens vielleicht nicht ausreichend?
- Haben Sie die Aufgaben, die mit dem Aufbau eines neuen Lebensstils verbunden sind, nicht ernst genug genommen?
- Haben Sie ernsthaft versucht, Ihre Rauchgewohnheiten aufzugeben?
- Haben Sie den Stress, dem Sie derzeit beruflich oder privat ausgesetzt sind, unterschätzt?
- Waren Sie nicht von der Notwendigkeit einer Nikotinersatztherapie oder einer medikamentösen Behandlung überzeugt und haben deshalb keine Hilfsmittel in Anspruch genommen?
- Haben Sie Ihre wichtigen Rauchgewohnheiten überhaupt erkannt?
- Hatten Sie das Gefühl, dass die gewählte Therapie nicht für Sie geeignet war?
- Haben Sie die potenziellen Nebenwirkungen der Nikotinersatztherapie abgeschreckt?
- Haben die möglichen Nebenwirkungen der medikamentösen Therapie Sie abgeschreckt?

- Wurde Ihr Rauchverlangen durch Alkohol oder andere Drogen ausgelöst?
- Ist es Ihnen schwergefallen, sich auf komplexere Themen zu konzentrieren, nachdem Sie mit dem Rauchen aufgehört haben?
- Gab es einen anderen Auslöser für Ihre erste Zigarette? Welche?

Fazit

Trotz des Rückfalls ist weiterhin nicht alles verloren. Tief in Ihrem Inneren spüren Sie immer noch den Wunsch nach Veränderung und möchten mit dem Rauchen aufhören. Nutzen Sie diese Kraft und machen Sie das Beste daraus! Wenn Sie es jetzt nicht versuchen, wann dann? Vielleicht vergehen wieder Jahre, bis Sie erneut die Initiative ergreifen.

Geben Sie nicht auf! Sie haben erkannt, dass es keine gute Idee war, wieder mit dem Rauchen anzufangen, aber Sie sind nicht der Typ, der bei der ersten Hürde kapituliert. Versuchen Sie es also erneut, sobald Sie sich wieder fit fühlen. Zuvor sollten Sie jedoch herausfinden, warum es zum Rückfall gekommen ist. So können Sie eine neue, auf Sie zugeschnittene Strategie entwickeln.

Und so geht es weiter:
- Lesen Sie dieses Buch noch einmal von Anfang an.
- Überprüfen Sie die Liste mit Ihren Gründen, warum Sie mit dem Rauchen aufhören wollen.
- Setzen Sie sich einen neuen Termin für den Rauchstopp (Tag X), der innerhalb von zwei bis acht Wochen

liegen sollte, am besten an einem Samstag. Bis dahin können Sie rauchen, so viel wie Sie wollen, aber es ist wichtig, dass Sie wieder ein Rauchertagebuch führen.

- Überlegen Sie, ob eine andere Therapie für Sie infrage kommt. Das Nikotinpflaster in Kombination mit dem Nikotinspray ist nach meiner persönlichen Erfahrung die beste Option für einen entspannten Ausstieg aus der Nikotinsucht. Aber auch die medikamentöse Therapie zeigt optimale Ergebnisse und kann in hartnäckigen Fällen eine sinnvolle Alternative zu Nikotinersatzprodukten sein.
- Sie müssen Ihre alten Rauchgewohnheiten aufgeben. Seien Sie aktiv und bleiben Sie konsequent. Konkrete Tipps dazu finden Sie im Aktionsplan im ersten Teil des Buches.
- Vergessen Sie nicht, einen langfristigen Ersatz für Ihre Zigaretten zu finden. Denken Sie auch an die Zukunft: Dieser Ersatz wird für Sie zur Motivation, nie wieder eine Zigarette in die Hand zu nehmen (→ Seite 97).
- Ihre Erfolgschancen erhöhen sich erheblich, wenn Sie unter fachkundiger Anleitung an einer Individuelllen- oder Kleingruppentherapie zur Raucherentwöhnung teilnehmen.

Regeneration von Körper und Seele

Sie haben mit dem Rauchen aufgehört und viel an Lebensqualität gewonnen. Seit Sie die letzte Zigarette geraucht haben, hat bei Ihnen ein erstaunlicher körperlicher und seelischer Erholungsprozess eingesetzt, der sich allmählich zu einem ganzheitlichen Wohlbefinden entwickeln wird.

Ihr neues Leben als Nichtraucher zeichnet sich durch positive Einflüsse auf Ihren Körper, Ihre Psyche, Ihr soziales Umfeld und Ihr Berufsleben aus.

Welche Veränderungen werden in diesem Regenerationsprozess erwartet?

Organe und Immunsystem
Bei den meisten Organen sind die Chancen gut, dass sie sich regenerieren oder zumindest das Fortschreiten eingetretener Schädigungen verlangsamen, sodass ihre jeweilige Leistungsfähigkeit stabilisiert oder sogar verbessert werden kann. Dies und eine gute seelische Verfassung führen wiederum zu einer Stärkung des Immunsystems und damit zu einem erhöhten körperlichen und seelischen Wohlbefinden.

Positive Einflüsse auf die Körperfunktionen nach dem Rauchstopp
- Nach zwanzig Minuten normalisieren sich Puls und Blutdruck.
- Nach acht Stunden sinkt die Kohlenmonoxidkonzentration im Blut auf den Normalwert und der Sauerstoffgehalt steigt an.
- Nach achtundvierzig Stunden beginnt die Regeneration der Nervenrezeptoren. Geruchs- und Geschmackssinn normalisieren sich allmählich. Die Erschöpfung bei körperlicher Belastung ist nicht mehr so stark wie zuvor.

- Zwischen zwei Wochen und drei Monaten: Die Durchblutung der inneren Organe und der Haut verbessert sich deutlich. Die Funktion der Lunge und des Herzens weist in die richtige Richtung und nähert sich dem Normalzustand an.
- Zwischen einem und neun Monaten: Husten, pfeifende Atemgeräusche, Kurzatmigkeit und andere typische Atembeschwerden von Rauchern lassen nach.
- Nach einem Jahr: Das Risiko für Herz-Kreislauf-Erkrankungen ist um 50 Prozent geringer als bei Rauchern.
- Zwischen zwei und fünf Jahren: Das Schlaganfallrisiko kann wieder auf das Niveau eines Nichtrauchers sinken.
- Nach fünf Jahren: Das Risiko, an Mund-, Rachen- oder Speiseröhrenkrebs zu erkranken, ist um 50 Prozent geringer als bei Rauchern.
- Nach zehn Jahren: Das Risiko, an Lungenkrebs zu erkranken, ist um etwa 50 Prozent geringer als bei Rauchern. Bei Frauen sinkt das Risiko, an Gebärmutterhalskrebs zu erkranken, auf ein ähnliches Niveau wie bei Nichtraucherinnen.
- Der Alterungsprozess wird im Vergleich zu gleichaltrigen Rauchern verlangsamt.

All das erwartet Sie in Ihrer Regenerationsphase:

Psyche und Lebensqualität
Einige Wochen nach dem Rauchstopp sinkt Ihr Stresspegel, weil Sie ausgeglichener sind und sich nicht mehr ständig um die nächste Zigarette sorgen müssen. Die

Lust auf Zigaretten vergeht immer weiter. Die Motivation, Nichtraucher zu bleiben, wird dadurch stetig gestärkt.

- Sie werden wieder ein hohes Maß an Lebensqualität genießen können.
- Sie werden in der Lage sein, Familie und Beruf besser in Einklang zu bringen.
- Sie werden viel entspannter mit Kritik umgehen und auf der deeskalierenden Seite bleiben.
- Sie werden in der Lage sein, Konflikten mit klügeren Lösungen zu begegnen.
- Sie werden ein intensives Gefühl der Freiheit erleben.
- Sie werden immer stolz darauf sein, das scheinbar Unmögliche möglich gemacht zu haben: den entspannten Rauchstopp.
- Sie werden zu einem Vorbild für andere Raucher, die noch unentschlossen sind.
- Sie werden für ihren Sieg über das Rauchen bewundert und respektiert.

Positive Einflüsse auf die geistige Leistungsfähigkeit nach dem Rauchstopp
- Konzentration: Sie sind klarer im Denken und präziser im Handeln.
- Schlafqualität: Sie schlafen tiefer und wachen erholt auf. Ihr Denkvermögen verfeinert sich.
- Logisches Denken: Sie reagieren umsichtig und überlegt auf Herausforderungen und Stresssituationen.
- Intellektuelle Wahrnehmung: Das Erlernte bleibt haften.

- Urteilsvermögen: Sie können die verschiedenen Seiten eines Ereignisses viel präziser einschätzen.
- Flexibilität: Sie sind sehr viel offener und anpassungsfähiger, wenn es um neue Ideen geht.
- Selbstvertrauen: Sie sind sich Ihres Potenzials bewusst. Zu Ihren ausgeprägten persönlichen Eigenschaften zählen Eigeninitiative und Kreativität.
- Kreativität: Was immer Sie für neue Ideen und Lebenspläne haben: Sie haben die besten Voraussetzungen, diese in die Welt hinauszutragen.

Aktiv bleiben

Sport erfordert Disziplin. Disziplin fördert die Ausdauer. Beides zusammen macht stark gegen das Verlangen zu rauchen. Regelmäßige körperliche Aktivität, insbesondere Spazierengehen, erhöht deutlich die Wahrscheinlichkeit, dauerhaft Nichtraucher zu bleiben. Rückfälle oder Ausrutscher sind kaum zu erwarten.

Gerade im ersten Jahr gilt: Je mehr Sie sich bewegen, desto weniger werden Sie das Verlangen nach einer Zigarette verspüren, und so unterstützt körperliche Aktivität Ihre Bemühungen um einen gesünderen Lebensstil. Wenn es Ihnen Spaß macht, kann regelmäßiger Sport eine gute Alternative zum Rauchen sein und damit eine der drei Säulen des Aktionsplans zur Raucherentwöhnung bilden (→ Seite 59).

Wissenschaftliche Studien zeigen, dass die überwiegende

Mehrheit der Ex-Raucher, die länger als zwei Jahre nicht geraucht haben, weiterhin sportlich aktiv sind. Spaziergänge stehen an erster Stelle ihrer Freizeitaktivitäten. Interessant ist auch, dass die meisten dieser Ex-Raucher inzwischen eine ausgeprägte Abneigung gegen das Rauchen und den Zigarettengeruch entwickelt haben. Geblieben ist bei diesen langjährigen Ex-Rauchern die Entschlossenheit, nie wieder mit dem Rauchen anzufangen. Als frisch gebackener Nichtraucher haben Sie nun allen Grund zur Freude, denn die Zeit der Abhängigkeit von der Droge Nikotin ist für Sie vorbei und jeder neue rauchfreie Tag stärkt Ihr Selbstbewusstsein. Zudem ist Ihr neuer Lebensstil – kombiniert mit sportlichen Aktivitäten – eine Art Versicherung gegen Langeweile, Verzweiflung und Stress, die Sie sonst wieder zur Zigarette greifen lassen könnten.

Tipps
- Über den Sport lassen sich schnell neue soziale Kontakte knüpfen.
- Sport verbrennt Kalorien und hilft, das Gewicht unter Kontrolle zu halten.
- Sport sorgt für besseren und tieferen Schlaf.
- Sport fördert die Ausschüttung von Endorphinen, den sogenannten »Glückshormonen«.
- Sport stabilisiert die Stimmung und schafft Wohlbefinden.
- Sport gibt Selbstvertrauen und trägt zu einem positiven Lebensgefühl bei.
- Sport baut Spannungen ab. Man reagiert gelassener auf Stresssituationen.

- Sport fördert die Sauerstoffversorgung des Blutes und verbessert viele Körperfunktionen, die durch jahrelanges Rauchen beeinträchtigt wurden.
- Sport verbessert das Gedächtnis, die Konzentrationsfähigkeit und gibt emotionale Stabilität.
- Sport hilft, die sexuelle Leistungsfähigkeit zu steigern, indem wichtige Organe besser durchblutet werden.

Sportarten
Sinnvoll für Sie ist es, eine Sportart zu wählen, die Ihnen Spaß macht und die zu Ihrer körperlichen und finanziellen Situation passt.

Einige Sportarten, die sich besonders in dieser Phase des Einstiegs in ein rauchfreies Leben zu empfehlen sind, finden Sie hier:

- Spazieren gehen gehört zu den Königsdisziplinen. Schon 30 Minuten am Tag wirken sich wie eine Kur für den Körper und die Seele aus.
- Nordic Walking – neben den gesundheitlichen Vorteilen und der Nähe zur Natur kommt der soziale Kontakt mit Gleichgesinnten hinzu.
- Wassergymnastik – macht Spaß, ist gelenkschonend und stärkt das soziale Miteinander.
- Aerobic (Tennis, Radsport, Tanzen) – fördert die Ausdauer und baut Alltagsstress ab.
- Joggen – fördert die Selbstdisziplin, stärkt das Herz-Kreislauf-System und stimuliert das Immunsystem.
- Radfahren – Radsport und Radtouren mit herkömmlichen Fahrrädern oder sogar mit Elektrofahrrädern

sind ausgezeichnete Aktivitäten, die die Ausdauer und eine Vielzahl von Muskeln trainieren.

Hinweis: Bevor Sie sich für eine bestimmte Sportart entscheiden, sollten Sie Ihren Arzt konsultieren, insbesondere wenn Sie untrainiert sind und seit vielen Jahren rauchen. Egal für welche Sportart Sie sich entscheiden, beginnen Sie langsam und steigern Sie die Intensität des Trainings schrittweise, soweit es Ihr Gesundheitszustand zulässt.

Wenn Sie gehbehindert sind oder andere gesundheitliche Einschränkungen haben, gibt es eine Vielzahl von Sport- und Bewegungsangeboten, die auf Ihre spezielle Situation zugeschnitten sind. Lassen Sie sich von Ihrem Arzt oder Ihrer Krankenkasse ausführlich beraten. Auch der Deutsche Behindertensportverband (DBS – www.debs-npc.de), der Österreichische   Behindertensportverband (ÖBSV – https://obsv.at) und der BGB-Schweiz (www.bgb-schweiz.ch) können Sie über weitere Sportangebote in Ihrer Region informieren.

Gewicht stabil halten

Warum haben Sie mehr Appetit, nachdem Sie mit dem Rauchen aufgehört haben? Um dies zu verstehen und das Gewicht möglichst stabil zu halten, muss man einige der Wirkungen des Nikotins kennen.

Wenn Sie rauchen, inhalieren Sie Nikotin, das die Ka-

165

lorienverbrennung anregt und gleichzeitig den Appetit zügelt, da es unter anderem den Geschmacks- und Geruchssinn beeinträchtigt. Wenn man mit dem Rauchen aufhört, werden diese Sinne schnell wieder geschärft und man beginnt, das Essen intensiver zu genießen. Man neigt dazu, mehr zu essen, aber das ist nicht unbedingt ein Problem, denn es kommt auf die Qualität und nicht immer auf die Menge an.

Sie können Ihren Rauchstopp noch angenehmer und entspannter gestalten, wenn Sie Prioritäten setzen und nicht alles auf einmal angehen. Es ist wichtig, das zu verstehen: Das Thema Gewicht ist sehr ernst zu nehmen, aber alles zu seiner Zeit. Allein der Entwöhnungsprozess kostet viel Kraft und Sie sollten Ihre Energie nicht ausgerechnet jetzt mit einer Diät vergeuden. Das wäre ein fataler Fehler, der Ihre Bemühungen, dauerhaft von der Zigarette loszukommen, nur zunichtemachen würde.

Ein paar Kilo mehr auf der Waage sind kein Grund zur Sorge. Eine leichte Gewichtszunahme im ersten rauchfreien Jahr ist zu erwarten, sollte aber nicht mehr als 5 bis 8 kg betragen. Wenn Sie sich ausgewogen ernähren und körperlich aktiv sind, können Sie die Gewichtszunahme schnell wieder in den Griff bekommen, ohne eine radikale Diät einhalten zu müssen. Bei einigen Ex-Rauchern kann die Gewichtszunahme jedoch höher ausfallen. Wenn dies bei Ihnen der Fall ist, sollten Sie mit Ihrem Hausarzt sprechen und nicht wieder mit dem Rauchen anfangen.

Bleiben Sie zuversichtlich: Wenn Sie es endlich geschafft haben, von der Nikotinsucht zu befreien, werden Sie auch diese Herausforderungen meistern. Denken Sie daran, dass die Folgen des Rauchens für Ihre Psyche und Ihre Gesundheit viel gravierender sind als eine vorübergehende Gewichtszunahme.

Prävention zahlt sich aus. Es gibt eine Reihe von Maßnahmen, die Ihnen helfen können, Ihr Gewicht während des Entwöhnungsprozesses unter Kontrolle zu halten, ohne dass Sie sich dabei quälen müssen:

Tipps

- In den ersten 12 Monaten nach dem Rauchstopp sollten Sie keine strenge Diät halten, da dies Ihrem neuen Leben als Nichtraucher mehr schaden als nützen kann. Stattdessen können Sie bereits drei Monate nach dem Rauchstopp damit beginnen, etwas wählerischer zu sein, ohne jedoch auf den Genuss einer guten Mahlzeit zu verzichten. Denken Sie daran, dass Nahrungsmangel Stress verursacht und gleichzeitig ein Warnsignal im Gehirn auslöst, das den Körper veranlasst, Fett einzulagern. Die Folge: Statt abzunehmen, nehmen Sie eher zu. Und das wollen Sie sicher nicht!
- Nikotin hat eine anregende Wirkung auf den Stoffwechsel. Nach dem Rauchstopp verlangsamt sich der gesamte Verdauungsprozess etwas. Die Qualität der Mahlzeiten und ausreichend Bewegung sind der Schlüssel zur Stabilisierung des Gewichts. Bauen Sie Gemüse, Fisch, Geflügel, fettarmen Käse und andere Eiweißquellen in Ihre tägliche Ernährung ein. Essen

Sie Brot, Nudeln, Kartoffeln und andere Kohlenhydrate nur in Maßen. Schränken Sie den Verzehr von Fleisch und industriell verarbeiteten Lebensmitteln so weit wie möglich ein.

- Achten Sie darauf, wo und was Sie essen. In der Betriebskantine gibt es oft viele gesunde Alternativen zu Fast Food.
- Wenn Sie einkaufen gehen, haben Sie immer eine Einkaufsliste zur Hand und halten Sie sich daran. Kaufen Sie keine Süßigkeiten wie Pralinen, Schokolade, Eis oder Ähnliches. So vermeiden Sie die Entstehung neuer schlechter Gewohnheiten. Denken Sie vorausschauend und halten Sie gesunde Alternativen bereit, um Heißhungerattacken zu begegnen. Gurken, Karotten, Äpfel, zuckerfreie Süßigkeiten, fettarme Joghurts und Fruchtsäfte können helfen, den Heißhunger zu stillen.
- Schreiben Sie Ihre Einkaufsliste erst *nach* dem Mittagessen. Tragen Sie nur Produkte ein, die Ihr Gewichtskonzept nicht gefährden. Bitten Sie gelegentlich jemanden für Sie einzukaufen.
- Essen Sie täglich drei Hauptmahlzeiten und mehrere kleine Zwischenmahlzeiten.
- Genügend Zeit für die Mahlzeiten einplanen. Essen Sie möglichst nicht am Schreibtisch. Verlassen Sie Ihre gewohnte Arbeitsumgebung. Der Computer kann warten, bis Sie in Ruhe gegessen haben. Konzentrieren Sie sich auf das Essen. Kauen Sie langsam und mehrmals. Das Gehirn benötigt Zeit, um die Sättigungssignale der Rezeptoren im Magen zu empfangen, zu verarbeiten und erst dann die Rückmeldung zu senden, dass Sie satt sind und mit dem Essen aufhören sollen.

- Alkohol ist in den ersten sechs Monaten nach dem Rauchstopp tabu. Kaffee ist in Maßen in Ordnung, solange er nicht zum Rauchen animiert. Ansonsten Tee, Fruchtsäfte und viel Wasser über den Tag verteilt trinken.
- Haben Sie schon mal darüber nachgedacht, einem Fitnessstudio beizutreten, regelmäßig ins Spa zu gehen, einen Tanzkurs zu besuchen oder mit dem Fahrrad zur Arbeit zu fahren? Das ist Ihre Chance, etwas Neues zu beginnen und sich dabei fit zu halten.

Fazit

Wenn Sie einige Vorsichtsmaßnahmen beachten, werden Sie wahrscheinlich keine nennenswerten Gewichtsveränderungen feststellen und sich schnell an Ihr neues Leben als Nichtraucher gewöhnen.

Sollten trotz aller Bemühungen Beschwerden auftreten, zögern Sie nicht, Ihren Arzt aufzusuchen. Er wird Ihnen mit Rat und Tat zur Seite stehen und Sie werden Ihre Gewichtsprobleme bald in den Griff bekommen. Gemeinsam finden Sie eine Lösung. Mit dem Rauchen wieder anzufangen, ist definitiv keine gute Antwort auf Übergewicht.

Meine persönliche Erfahrung

In den ersten Wochen nach dem Rauchstopp hatte ich ständig das Bedürfnis, etwas im Mund zu haben. Ich gebe zu, dass ich es am Anfang mit den Süßigkeiten etwas übertrieben habe, aber das war mir in dieser Zeit nicht so wichtig, denn ich hatte genug damit zu tun, mich an das Nichtrauchen zu gewöhnen. Mein wichtigstes Ziel in dieser Phase war einfach, die ersten Wochen und Monate ohne Zigarette zu überstehen, koste es, was es wolle, Hauptsache ohne Entzugserscheinungen.

Erst einige Monate nach dem Rauchstopp, als ich bereits fünf Kilo zugenommen hatte, machte ich mir Gedanken über die Gewichtszunahme. Die paar Kilo waren gar nicht so schlimm, denn mein Sieg über das Rauchen war mir in diesem Moment viel mehr wert. Ich kann mich noch gut daran erinnern, wie erleichtert ich jeden Morgen war, wenn ich aufwachte und, obwohl ich gelegentlich noch an die Zigarette dachte, voll Vertrauen in den neuen Tag ging. Dieses Gefühl, ein so großes Ziel in meinem Leben erreicht zu haben, ist unvergleichlich!

Das Problem der Gewichtszunahme war schnell gelöst. Bewegung war ein Teil der Lösung, und ich habe sie durch die angenehme Gewohnheit, jeden Tag spazieren zu gehen, in erträglichen Grenzen gehalten. Der andere Teil der Lösung war die neue Qualität und Vielfalt meiner Ernährung. Etwa drei Monate nach dem Rauchstopp begann ich, meine Ernährung in kleinen Schritten umzustellen, und schon bald hatte ich mein Normalgewicht wieder erreicht. So wurde eine bewusste und ausgewogene Ernährung zu einem festen Bestandteil meines neuen Lebensstils.

Das Ergebnis kann sich heute nach fast sieben rauchfreien Jahren sehen lassen: Ich bin 1,75 m groß und wiege mit 75 kg noch genauso viel wie zu meiner Raucherzeit.

Trotz anfänglicher Stolpersteine ist Normalität in meinen Alltag eingekehrt und Übergewicht kein Thema mehr. Heute habe ich überhaupt nicht mehr das Bedürfnis zu rauchen, und auch die lästigen Heißhungerattacken, die ich am Anfang hatte, gehören der Vergangenheit an.

DRITTER TEIL:
Gut zu wissen

8. Die Schattenseiten des Rauchens

Die E-Zigaretten-Falle

Mehrweg-E-Zigarette

Die wiederverwendbare E-Zigarette enthält keinen Tabak, sondern eine Flüssigkeit mit Aromastoffen, in die der Raucher die gewünschte Menge Nikotin einfüllt. Diese Sorte von E-Zigarette kann mit einzelnen Patronen nachgefüllt werden. Eine Patrone reicht für etwa 1000 Züge, was je nach Hersteller variieren kann. Der Akku, der die Energie zum Erhitzen liefert, kann wieder aufgeladen werden.

Einweg-E-Zigarette

Diese Variante der E-Zigarette enthält Aromastoffe und wird mit und ohne Nikotin angeboten. Die Einweg-E-Zigarette wird nach ca. 520 bis 600 Zügen entsorgt. Der Akku kann nicht aufgeladen oder ausgetauscht werden, da es sich um ein geschlossenes System handelt.

Ein großes Problem: Viele Raucher werfen ihre gebrauchten Einweg-E-Zigaretten in den Müll, was ein gravierendes Umweltproblem darstellt. Nicht nur in der Europäischen Union, sondern auch in anderen Ländern wird deshalb über ein Verkaufsverbot von Einweg-E-Zigaretten diskutiert.

Das Funktionsprinzip
Das Funktionsprinzip beider Varianten ist identisch: Die Flüssigkeit wird durch ein akkubetriebenes Heizsystem in Dampf umgewandelt. Atmet der Raucher diesen Dampf ein, nehmen die Inhaltsstoffe den gleichen Weg durch den Körper wie Tabakrauch. Das Nikotin erreicht innerhalb von 20 Sekunden das Gehirn und zeigt die gleiche Wirkung wie bei der Tabakzigarette.

E-Zigaretten sind eine echte Falle und nicht zur Raucherentwöhnung zu empfehlen. Im Gegenteil: E-Zigaretten bieten einen Einstieg in die Nikotinsucht und ebnen den Weg zu Tabakzigaretten und anderen harten Drogen. Im Aktionsplan im ersten Teil dieses Buches finden Sie detaillierte Informationen über die verschiedenen Hilfsmittel, die Ihnen wirklich helfen können.

Fazit
Zielgruppe der Industrie sind sowohl junge Menschen (Gewinnung neuer Kunden für die nächsten Jahrzehnte) als auch Erwachsene, meist ab 40, die seit vielen Jahren Tabakzigaretten rauchen und sich von der E-Zigarette einen leichteren Rauchstopp versprechen.

Eine echte Falle!

Auch ohne Nikotin ist die E-Zigarette keinesfalls als Hilfsmittel zur Rauchentwöhnung geeignet. Einer der

Hauptgründe dafür ist die Beibehaltung des Rauchrituals wie bei der Tabakzigarette. Beide sind praktisch identisch. Das Ergebnis dieses Verhaltens ist eindeutig: Die mentale Bindung an die Zigarette bleibt bestehen, was einen dauerhaften Rauchstopp äußerst unwahrscheinlich macht.

Als ehemaliger Raucher weiß ich nur zu gut, dass eingefahrene Rauchgewohnheiten wie Handbewegungen, Ein- und Ausatmen und die Verknüpfung mit bestimmten Alltagssituationen aus dem Gedächtnis gelöscht werden müssen.

Wer mit dem Rauchen aufhören will, sollte anders vorgehen und die richtigen Hilfsmittel einsetzen, um die Entzugserscheinungen zu lindern. Dazu gibt es wirksame Alternativen wie transdermale Nikotinpflaster, Nikotinsprays, Medikamente und verschiedene natürliche Methoden (→ Seite 29).

In den vergangenen Jahren haben mehrere Länder den Gebrauch von E-Zigaretten verboten oder eingeschränkt, nicht nur aus Gründen der öffentlichen Gesundheit, sondern auch, weil sie das Entstehen neuer Generationen von Nikotinabhängigen fördern könnten. Es gibt nur wenige wissenschaftliche Studien, die die Auswirkungen des Inhalierens der in E-Zigaretten enthaltenen Giftstoffe auf den menschlichen Körper untersucht haben. Eines ist jedoch sicher: Das vermeintlich harmlose Image der E-Zigarette als weniger schädliche Alternative zur Tabakzigarette ist trügerisch und falsch.

Kaum bekannte Folgen des Rauchens

Die giftigen Inhaltsstoffe der Zigarette schädigen nicht nur die Lungen und Kreislaufsystem, wie auch mehrere andere Organe. Auch die Psyche kann durch die Folgen des Rauchens stark in Mitleidenschaft gezogen werden.

Hier einige Beispiele:

Augen
Nikotin und Kohlenmonoxid, die beim Rauchen inhaliert werden, vermindern die Durchblutung des Auges und können Erkrankungen der Netzhaut und des Sehnervs verursachen oder verschlimmern. Zu den häufigsten Erkrankungen gehören:

• Zunehmende Trockenheit der Augen, die zu einer vorübergehenden Sehverschlechterung führen kann. Im Extremfall wird die Hornhaut geschädigt und trüb.
• Erhöhte Neigung zum Grauen Star (Katarakt) mit Folgen wie verschwommenes Sehen, Verblassen der Farben usw.
• Altersbedingte Makuladegeneration (AMD) mit Verlust der zentralen Sehschärfe und des feinen Sehvermögens.
• Erkrankung des Sehnervs, die zur Erblindung führen kann.

Zähne
Die schlechte Durchblutung, der verminderte Speichelfluss und die geschwächten Abwehrmechanismen des

Immunsystems, die alle durch das Nikotin und andere Giftstoffe in der Zigarette hervorgerufen werden, begünstigen den Angriff der Bakterien. Diese setzen sich über den Zahnbelag (Plaque) auf den Zähnen fest und schädigen dort die Zahnsubstanz.

Die häufigsten Erkrankungen in diesem Zusammenhang sind u. a.:

- Parodontitis / Parodontose: Hierbei handelt es sich um eine Entzündung des Zahnfleisches, die zum Verlust der Zähne führen kann, wenn sie nicht rechtzeitig behandelt wird.
- Karies: Rauchen führt zur Bildung von Zahnbelag, der Bakterien einen idealen Nährboden bietet. Diese zerstören das Zahngewebe und verursachen schmerzhafte Reaktionen.

Kopfschmerzen und Migräne
Die Häufigkeit von Migräneanfällen ist bei Rauchern um ein Drittel höher als bei Nichtrauchern. Der Zusammenhang zwischen Rauchen und Migräne ist auf bestimmte Substanzen im Zigarettenrauch zurückzuführen, die als Stimulatoren für schmerzauslösende Stoffe wirken.

Rheumatoide Arthritis
Rheumatoide Arthritis ist eine schmerzhafte Entzündung der Gelenke. Rauchen erhöht die Wahrscheinlichkeit, an Rheumatoider Arthritis zu erkranken, um 40 Prozent. Außerdem führt Zigarettenkonsum zu einem aggressiveren Verlauf der Arthritis und verringert

179

damit die Wahrscheinlichkeit, dass diese heimtückische Krankheit in eine sogenannte Remission, also eine Phase mit geringer Krankheitsaktivität übergeht. Die Inhaltsstoffe der Zigaretten verstärken die Schmerzen von Arthrose-Patienten und können sogar den Knorpelabbau beschleunigen. Nikotin und andere Giftstoffe schränken die Wirksamkeit von Medikamenten zur Behandlung der chronischen Entzündung ein, sodass eine immer umfassendere und stärkere medikamentöse Therapie notwendig wird.

Rücken- und Gelenkschmerzen

Chronische Rückenschmerzen treten bei Rauchern dreimal häufiger auf als bei Nichtrauchern, denn Nikotin führt zu einer Verengung der Blutgefäße im ganzen Körper. Dadurch wird die Blutzufuhr zu den bereits entzündeten Gelenken sowohl qualitativ als auch quantitativ eingeschränkt. Knochen, Bandscheiben und Rückenmuskulatur werden in Mitleidenschaft gezogen.

Alterung

Die Haut von Rauchern, die täglich 20 Zigaretten konsumieren, altert bis zum mittleren Lebensalter zehn Jahre schneller als die von Nichtrauchern. Die vorzeitige Hautalterung äußert sich in großen Tränensäcken und Falten um Mund und Nase. Diese Alterung wird durch die nikotinbedingte schlechte Durchblutung und durch Veränderungen der kollagenen und elastischen Fasern der Haut verursacht. Außerdem enthält die Haut von Rauchern weniger Wasser als die von Nichtrauchern, was ebenfalls zur verstärkten Faltenbildung beiträgt.

Gut zu wissen: Der Rauchstopp fördert die Regeneration der Haut.

Atmungsorgane

Die meisten Raucher sind in unterschiedlichem Ausmaß von den Folgen des Tabakkonsums betroffen, oft unbemerkt und daher nicht in der Lage, rechtzeitig gegenzusteuern. Symptome wie leichte Atemnot bei körperlicher Anstrengung, heisere Stimme oder chronischer Husten werden einfach ignoriert. Dennoch ist es immer sinnvoll, mit dem Rauchen aufzuhören. Einige Monate nach dem Rauchstopp stabilisieren sich diese unangenehmen Erscheinungen in den meisten Fällen oder verschwinden ganz je nach Schweregrad.

Sexualität

Die schlechte Durchblutung, die durch Nikotin und Kohlenmonoxid im Zigarettenrauch verursacht wird, beeinträchtigt die sexuelle Leistungsfähigkeit von mehr als 30 Prozent der Raucher sowohl bei Männern als auch bei Frauen, insbesondere bei den über 50-Jährigen. Bei Männern äußert sich dies unter anderem in einer erektilen Dysfunktion, da der Penis nicht ausreichend mit sauerstoffreichem Blut versorgt wird.

Bei Frauen kann die schlechte Durchblutung unter anderem die vaginale Lubrikation beeinträchtigen und zu Libidostörungen führen.

Soziale und mentale Begleiterscheinungen

Zu all diesen körperlichen Belastungen kommen noch

die sozialen und mentalen Auswirkungen des Rauchens hinzu.

- Rauchen ist fast überall unerwünscht und Raucher werden oft geächtet. Das ist traurig, aber wahr.
- Die meisten Raucher bewegen sich zu wenig, oft sind sie übergewichtig. Vielen fehlt die Motivation, Sport zu treiben oder wenigstens regelmäßig spazieren zu gehen.
- Raucher verbreiten einen unangenehmen Geruch, der schon von weitem (von Nichtrauchern!) wahrgenommen werden kann.
- Raucher werden oft dafür verantwortlich gemacht, dass ihre Kinder später rauchen. Leider stimmt das in den meisten Fällen!
- Raucher sind in der Regel schlechter gelaunt als Nichtraucher. Sie sind ständig gestresst durch das immer wiederkehrende Verlangen nach der nächsten Zigarette.
- Die schiere Zahl der Menschen, die sich in den Raucherzonen von Flughäfen und ähnlichen Orten drängen, zeigt ein deprimierendes Bild. Schon die Aussicht auf einen kurzen Flug ist für Raucher beunruhigend und verleitet zum Griff nach Zigaretten. Hier wird die eigene mentale Abhängigkeit von der Zigarette für jeden sichtbar, denn wie sonst könnte man zwei oder drei Zigaretten hintereinander rauchen.

Ich selbst bin durch jahrzehntelanges Reisen zum Darsteller dieses traurigen Schauspiels gewesen ...

Meine Erfahrungen

Als ich noch geraucht habe, habe ich alle Warnungen vor den Gefahren des Rauchens einfach ignoriert. Wenn im Fernsehen über die gesundheitlichen Folgen berichtet wurde, schaltete ich einfach um. Als typischer Raucher vermied ich die direkte Konfrontation mit der harten Realität, die jeden Raucher früher oder später auf die eine oder andere Weise treffen wird. Die Vorstellung, in einer unbekannten, fernen Zukunft an einer durch Zigaretten verursachten Krankheit zu sterben, war für mich nie ein überzeugendes Argument, mit dem Rauchen aufzuhören. Abgesehen von Kindern und Jugendlichen glaube ich nicht an den langfristigen Erfolg der sogenannten »Negativtherapie« mit Krankheitsdrohungen, da sie zu mehr Stress und damit zu mehr Zigarettenkonsum führt.

Aufgrund meiner persönlichen Erfahrungen habe ich mich in diesem Ratgeber für einen entspannten Umgang mit der Problematik des Rauchens und für eine möglichst stressfreie Entwöhnungsstrategie ausgesprochen. Ich weiß genau, dass Rauchen krank macht. Aber auch wenn es etwas seltsam klingt, habe ich mich für eine andere, sanfte Strategie entschieden, ohne Druck und Drohungen, um meine Leserinnen und Leser von einem positiven Standpunkt aus zu motivieren, ohne Stress, mit dem Rauchen aufzuhören.

Jeder kann mit dem Rauchen aufhören, wenn er begreift, wie einfach es ist, sich einen neuen, ausgewogenen Lebensstil anzueignen. Dies habe ich im Aktionsplan im ersten Teil dieses Buches ausführlich beschrieben.

Raucher kennen die möglichen Folgen des Rauchens. Trotzdem hören die meisten nicht auf, weil sie es nicht können oder nicht wollen. Warum?

Eine kleine Minderheit will mit dem Aufhören einfach nichts zu tun haben und verschließt die Augen vor der Realität. Die absolute Mehrheit der Raucher wäre jedoch bereit, mit dem Rauchen aufzuhören, wenn sie wüsste, wie sie die Hürden der Entwöhnung, insbesondere die Entzugserscheinungen, schonend überwinden könnte. Welcher Gruppe gehören Sie an? Warum so lange warten? Warum nicht so schnell wie möglich die Initiative ergreifen und mit der Umsetzung unseres Aktionsplans zur Nikotinentwöhnung beginnen? Eigentlich müssen Sie nicht viel überlegen, denn die Antwort und die Mittel liegen auf der Hand.

Das Ziel ist klar: Der Rauchstopp soll dauerhaft, aber stressfrei gelingen. So sind Körper und Seele wieder im Einklang.

9. Ein letztes Wort

Wenn Sie noch jung sind, lassen Sie sich nicht von den hinterhältigen Marketingkampagnen der Zigaretten-industrie beeinflussen, egal ob es sich um gewöhnliche Tabakzigaretten oder die schäbigen E-Zigaretten handelt. Wir, die Generation 40+, haben schon genug in die Kas-sen der Tabakindustrie eingezahlt. Wollen Sie auch noch deren Taschen füllen? Ich glaube nicht. Also seien Sie ein cooler Typ und folgen Sie nicht unseren schlechten Vorbildern, denn wir sind damals Opfer unserer Naivität geworden. Viele von uns leiden heute unter den Folgen des jahrzehntelangen Rauchens, andere sind schon lange weg, wieder andere versuchen, diese hartnäckige Niko-tinabhängigkeit loszuwerden.

Das können Sie alles ersparen, indem Sie jetzt Schluss mit dem Rauchen machen! Seien Sie klug, sparen Sie viel Geld und vermeiden Sie in Zukunft viele gesundheit-liche Probleme. Zeigen Sie, wie stark und entschlossen Sie sein können, und geben Sie diese Sucht ein für alle Mal auf. Wenn Sie Sport treiben können, dann sollten Sie es unbedingt tun. Im Handumdrehen sind Sie aus der Zigarettenfalle heraus!

Andere Raucherinnen und Raucher werden Sie für Ihren Mut bewundern und vielleicht sogar beneiden ...

Wenn Sie zur Generation der über 40-Jährigen gehören, haben Sie bereits die Hälfte Ihres Lebens hinter sich – oder vielleicht sogar noch mehr. Es ist an der Zeit, die eigenen Gewohnheiten zu überdenken und sich Gedanken darüber zu machen, was in den nächsten Jahren auf Sie zukommt.

Viele materielle Errungenschaften, die in der Vergangenheit wichtig waren, verlieren in dieser zweiten Lebensphase an Bedeutung. Andere Prioritäten treten in den Vordergrund. Man möchte einfach länger, gesund und sorgenfrei leben.

Nun ist es an der Zeit, Bilanz zu ziehen und die Prioritäten neu zu setzen. Denken Sie an Ihre Familie, an Ihren Beruf, an Ihre Gesundheit, an Ihre finanzielle Situation und an all das, was Ihnen im Leben am Herzen liegt. Das Zusammenspiel all dieser Elemente soll Ihre Lebensqualität in den kommenden Jahren positiv prägen. Sie werden mir zustimmen: Zigaretten passen einfach nicht in diese Konstellation.

Bewerten Sie Ihr bisheriges Raucherleben unter Berücksichtigung Ihres Alters. Sie stehen an einem Scheideweg, an dem es nur zwei Möglichkeiten gibt: Die Augen vor der Realität zu verschließen und weiter zu rauchen wie bisher oder den Entschluss zu fassen, mit dem Rauchen aufzuhören, diesmal ohne den Stress der Entzugserscheinungen. Sie können mit dem Rauchen aufhören, ohne unnötige Leiden und Strapazen auf sich zu nehmen, wenn Sie die Ratschläge des Aktionsplans befolgen. Schon nach wenigen Wochen wird das Verlangen nach einer Zigarette in eine Art Limbus verbannt, und das war es dann mit dem Rauchen.

Versuchen Sie es einfach. Sie haben nichts zu verlieren. Möge Ihnen dieser Ratgeber den mühseligen Kampf des Aufhörens ersparen und Sie auf dem Weg zu einer freudvollen Lebensweise begleiten!

Ich wünsche Ihnen alles Gute für Ihr neues, rauchfreies Leben. Bleiben Sie sich treu!

Der Autor

APPENDIX

10. Auszug aus dem Tagebuch eines ehemaligen Rauchers

17.11.2017. – 29.11.2017 Algarve, Portugal. Es sind fast zwei Wochen, in denen ich mir jeden Abend sage: Morgen früh höre ich auf zu rauchen. Jede Nacht, bevor ich mich hinlege, zerstöre ich die restlichen Zigaretten in der Schachtel mit Wasser und werfe das Feuerzeug in den Müll. Das Erste, was ich am nächsten Morgen mache, ist zum Kiosk an der Ecke zu gehen und eine neue Schachtel Zigaretten zu kaufen. Das Feuerzeug nehme ich wieder aus dem Müll. Trotz der Absurdität dieser Situation ist es mir sehr wichtig, diesen Vorgang Tag für Tag und Nacht für Nacht zu wiederholen. Auf diese Weise vergesse ich zu keinem Zeitpunkt mein Versprechen, obwohl ich weiter rauche. Ich weiß, dass ich bis zum 3.12. Zeit habe, um mit dem Rauchen aufzuhören ... also liege ich immer noch innerhalb der Frist, die ich mir gegeben habe.

30.11.2017 – 23:55 Uhr: Letzte vier Zigaretten hintereinander geraucht!!! Urlaub, Praia da Rocha, Portimão, Südportugal. Sternenhimmel, Temperatur 17°C. Warum ich erst am Ende des Urlaubs aufgehört habe zu rauchen und nicht am Anfang? Ich wollte einfach meine Zigaretten bis zur letzten Minute genießen.

1.12.2017 – 10:00 Uhr: Aufwachen und das Nikotinpflaster mit 21 mg für 24 Stunden aufkleben. Blauer Himmel, ruhiges Meer, 20°C. 15:00 Uhr: Zweistündiger Spaziergang am Strand. Ich gehe mit nur 2 Euro in der Tasche aus dem Haus, um Brötchen und Natas (portugiesische Törtchen) zu kaufen. Kein Geld, keine Chance! Zum Glück habe ich diese Situation vorhergesehen und nur die besagten 2 Euro und eine Flasche stilles Mineralwasser mitgenommen. Ich bin ein bisschen stolz: Ich habe seit ungefähr 12 Stunden nicht mehr geraucht!

2.12.2017 – 10:00-12:00 Uhr: Spaziergang am Strand. Ich halte an einer kleinen Cafeteria mit Blick auf den Atlantik. Ich trinke einen Tee, ohne dabei ans Rauchen zu denken! Es ist nicht leicht, aber ich habe es geschafft.

3.12.2017 – 9:00 Uhr: Aufstehen und ein neues Pflaster mit 21 mg aufkleben. Trotz des Winters hier in Europa ein schöner Tag, blauer Himmel, 20°C. 10:30 Uhr, Zeit für die Autofahrt zum Flughafen Lissabon. Etwa 300 km ohne die üblichen Pausen an den Tankstellen (Kaffee kaufen und eine oder zwei Zigaretten rauchen). Ich komme früh am Flughafen an, gebe beim Check-in meinen Koffer auf und warte drei Stunden in der Abflughalle. Ich gehe an der Vorderseite der Raucherlounge vorbei und erinnere mich – ohne es zu vermissen, wirklich! – an den unerträglichen Geruch, der durch den Rauch von etwa 50 Personen entsteht, die in einem geschlossenen Raum mit schlechter Belüftung gefangen sind. Wie stolz bin ich, dass ich nicht mehr zu dieser Gruppe gehöre!

4.12.2017 Deutschland – 07:30 Uhr: Aufstehen, Nikotinpflaster mit 21 mg aufkleben. Um 8:30 Uhr habe ich einen Termin bei meinem Hausarzt. Routinekontrolle. Den Rest des Tages verbringe ich zu Hause, ruhig. Sehr geringes und leicht unter Kontrolle zu bringendes Rauchverlangen.

5.12.2017 – 9:30 Uhr: Erster Arbeitstag nach dem Urlaub und Grund zur Sorge. Wie werde ich auf die Versuchungen unterwegs reagieren? So viele Cafés, Arbeitspausen usw. Besser nicht zu viel im Vorhinein darüber nachdenken. Vielleicht hilft eine Änderung des Tagesablaufs. Ich habe heute beschlossen, zur Arbeit zu laufen und nicht wie sonst die U-Bahn zu nehmen. Eine gute Gelegenheit, um meine Gedanken zu sammeln, die Schönheit der Natur zu genießen und zu versuchen, die Zigaretten zu „vergessen". Dieser Spaziergang hat mir sehr geholfen. Trotzdem fällt es mir unterwegs plötzlich schwer, auf die Zigarette zu verzichten, aber ich habe die Versuchung relativ schnell im Griff.

6.12.2017 – 9:30 Uhr: Verlassen des Hauses, um zur Arbeit zu gehen. Ich habe auf dem Weg zwei Tassen Tee getrunken. Ich fühle mich ruhig und spüre wenig Verlangen, zu rauchen. Zwischen 14:00 und 17:30 Uhr eine Pause zu Hause. Ich nutze die Gelegenheit, um ein paar Stunden zu lesen und mich zu entspannen. Jeden Tag ärgere ich mich mehr über den Geruch von Zigaretten, besonders von dem Nachbarn im zweiten Stock, der auf seinem Balkon raucht. Der Rauch zieht bis in den vierten Stock, in dem ich wohne, und wird teilweise in meine Wohnung durch die Lüftungsanlage gesaugt. Kann es sein, dass sich andere, als ich noch rauchte, genauso gestört gefühlt haben, wie ich mich jetzt fühle?

7.12.2017 – Ich habe das 21-mg-Pflaster durch ein 14-mg-Pflaster ersetzt. Trotzdem war der Tag ruhig und ich hatte fast kein Verlangen zu rauchen. Ich achte auch mehr auf meine Ernährung: Zum Mittagessen gab es heute Gemüsesuppe und gebratenes Hühnchen. Nachmittags einen Snack mit Tee, Apfel und zwei Bananen. Gegen 22:00 Uhr zwei Scheiben Schwarzbrot mit Käse und eine Schüssel mit Müsli. Mein Gewicht z. Zt.: 75,6 kg. In Anbetracht meiner Größe von 1,75 m ist das gar nicht mal schlecht. Ich spüre einen enormen Appetitanstieg. Ich laufe im Durchschnitt 12 km am Tag und habe das Gefühl, dass es mir hilft, mein Gewicht zu halten. Die Spaziergänge tun auch meinem Kopf sehr gut. Ich weiß jederzeit genau, seit wie vielen Tagen und Stunden ich nicht mehr rauche.

8.12.2017 – Schrecklicher Tag mit starkem Drang zu Rauchen. Auch viel Stress bei der Arbeit. Ich gehe zu einem Kiosk mit der festen Absicht, eine Schachtel Zigaretten zu kaufen. Am Ende gebe ich auf, weil der Kioskbesitzer, der auch eine Paketannahmestelle betreibt, allein versuchte, eine Schlange mit zehn ungeduldigen Menschen zu bedienen. Ich drehte mich um und ging nach draußen. Kurz nachdem ich den Kiosk verlassen habe, nehme ich zwei Sprühstöße meines Nikotinsprays und nach etwa 30 Sekunden ist das Rauchverlangen verschwunden. Ich merke, dass diese Momente so schnell kommen, wie sie gehen. Ich muss nur mein Gehirn austricksen und mich mit etwas anderem ablenken, um Zeit zu gewinnen.

9.12.2017 – Freier Tag. Nikotinpflaster mit 14 mg. Alles ruhig. Ich habe zwei kurze Spaziergänge gemacht und ein wenig von zu Hause gearbeitet. Sehr geringer Drang zu rauchen.

10. – 13.12.2017 – Nikotinpflaster mit 14 mg. Geringes und gut beherrschbares Rauchverlangen. Ich habe in den letzten Tagen sehr viel länger gebraucht, um einzuschlafen. Erste Anzeichen von Schleim in Verbindung mit viel Husten. Der Reinigungsprozess der Lunge scheint mit voller Kraft begonnen zu haben.

14. – 15.12.2017 – Ich habe Kopfschmerzen und spüre einen Druck auf der Brust, als hätte ich viel geraucht. Kann das sein?

16. – 17.12.2017 – In den letzten 3 Tagen hatte ich großen Durst. Im Umgang mit anderen verliere ich manchmal die Geduld. Ich habe bis 15:00 Uhr gefastet. Es muss sich etwas ändern!

18.12.2017 – Konstanter Hunger, aber wenig Verlangen zu rauchen. Heute wieder zu viel Süßes gegessen!

19.12.2017 – Am Nachmittag war ich sehr nervös. Rauchverlangen praktisch gleich Null.

20.12.2017 – Ruhiger Tag, trotz viel Arbeit. Geringer Drang zu rauchen.

21. – 22.12.2017 – Ich habe das Pflaster mit 14 mg gegen eines mit 7 mg ausgetauscht. Weihnachten steht vor der Tür. Zum Glück raucht niemand in meiner Familie. Ich fühle mich sehr gut. Ich habe fast einen Monat lang nicht geraucht! Gestern hatte ich einen Termin bei meinem Arzt, um über die Ergebnisse der jährlichen Vorsorgeuntersuchungen zu sprechen. Diesmal erwähnte ich, dass ich vor drei Wochen aufgehört und nicht wieder angefangen habe zu rauchen. Zusätzlich zu dem wohlverdienten Lob, das ich erhalte, bestätigte er mir, dass alle Werte innerhalb der Norm liegen und dass ich wahrscheinlich 100 Jahre alt werden würde. Mein Glück ist vollkommen!

23.12.2017 – 6.1.2018 – Die Weihnachtsfeiertage sind vorbei. Ich bin sehr stolz auf meinen Erfolg. Es ist erstaunlich, wie die Momente des Rauchverlangens immer weniger werden, je mehr Zeit vergeht. Ich bin ruhig und bereit, ab morgen keine Nikotinpflaster mehr zu verwenden.

7.1.2018 – Heute trage ich kein Nikotinpflaster und ich fühle mich gut, ich spüre kein Verlangen zu rauchen. Ich denke, das 7 mg-Pflaster, das ich bis gestern verwendet habe, war ohnehin sehr schwach, und ich fühle keinen Unterschied ohne. Ich habe heute schon zwei Äpfel gegessen und zwei Liter Mineralwasser getrunken! Das hilft ungemein! Ich habe auch zweimal geduscht. Einmal morgens und einmal abends.

Sechs Jahre und drei Monate später: Ich bin ein begeisterter Nichtraucher! Ich schlafe wie ein Baby. Mein Gehirn hat im richtigen Moment Klick gemacht und ich habe wirklich keine Lust mehr, wieder zu rauchen. Ich habe gelernt, Situationen zu überstehen, in denen ich mir früher immer eine Zigarette angezündet habe, ohne das Bedürfnis nach einer Zigarette zu verspüren oder sie zu vermissen. Entzugserscheinungen sind in all den Jahren nie aufgetreten. Seit ich mit dem Rauchen aufgehört habe, sind mein Privat- und Berufsleben in Schwung gekommen und ich fühle mich stolz, glücklich und gesund. Ich bin kein Sportler, aber ich schwimme gerne und gehe jeden Tag spazieren, was übrigens seit über sechs Jahren mein langfristiger Ersatz für das Rauchen ist. Wann immer ich kann, gehe ich zu Fuß zur Arbeit, egal ob es regnet, schneit oder die Sonne scheint. Das Büro, in dem ich arbeite, liegt etwa sechs Kilometer von meinem Zuhause entfernt, und jeden Tag dorthin zu Fuß zu gehen, hat mir geholfen, mein Gewicht zu halten und fit zu bleiben.

Zigarette? Dagegen kämpfen muss ich nicht mehr. Das war es, was ich mir immer gewünscht habe: eine sanfte, stressfreie und nachhaltige Raucherentwöhnung.

11. Literatur und weiterführende Internetadressen

Ü40 Zeit, mit dem Rauchen aufzuhören. Aber wie? Fernando Wambier, BOD Verlag 2020

https://www.dkfz.de/de/krebspraevention/Rauchstopp-Tag_das-koennen-Sie-tun/2_Unterstuetzung_beim_Rauchstopp-Tag/3_Feststellung-einer-Tabakabhaengigkeit-Fagerstroem-Test.html
(Fagerström Test und Auswertung: Deutsches Krebsforschungszentrum (DKFZ)

https://www.apotheken-umschau.de/medikamente/beipackzettel/champix-05-mg1-mg-4-wochen-starterpack-filmtabl-17319.html
(Champix®)

https://www.neuraxpharm.com/de/krankheiten/sucht
(Bupropion®)

https://figi.pfizer.de/medikamente-patientenhilfe/medikamente/champixR
(Champix)

https://www.pharmazeutische-zeitung.de/arzneistoffe/daten/2020/cytisinasmokenr392020/
(Asmoken®)

www.nicorette.de
(Nikotinersatzstoffe)

www.nicotinell.de
(Nikotinersatzstoffe)

www.bfr.bund.de
(Bundesinstitut für Risikobewertung)

https://www.meinmed.at/gesundheit/rauchen-schwangerschaft/1521
(Rauchen und Schwangerschaft)

Dt Ärztebl 1999; 96: A-2080-2083 [Heft 33] – https://www.aerzteblatt.de/archiv/18577/Rauchen-waehrend-der-Schwangerschaft-Neue-Erkenntnisse-zum-Einfluss-auf-den-Fetus-und-das-neugeborene-Kind
(Rauchen und Schwangerschaft)

https://rp-online.de/nrw/staedte/duesseldorf/laser-akupunktur-fuer-raucher_aid-13469409
(Laser Akupunktur)

https://www.daegfa.de/PatientenPortal/Akupunktur.Akupunktur-Methoden.Laser_Akupunktur.aspx
(Laser Akupunktur)

http://yogapara.info/dejar-de-fumar
(Yoga)

https://www.gesundheitsinformation.de/e-zigaretten-tabak-alternative-oder-ausstiegshilfe.2080.de.html?-part=behandlung-p7#tiptop -
(E-Zigaretten)

https://hypnose.de/artikel/raucherentwoehnung-hypnose-gegen-rauchen/
(Hypnotherapie)

http://g1.globo.com/pb/paraiba/jpb-2edicao/videos/v/tratamento-de-acupuntura-auricular-ajuda-pacientes-a-parar-de-fumar-em-campina-grande/5842022/
(Aurikulotherapie)

http://www.scielo.br/scielo.php script=sci_arttext&pid=S008062342014000520883&lng=pt&nrm=iso
(Aurikulotherapie)

https://www.niquitin.co.uk
(Nikotinersatzprodukte)

https://www.bfr.bund.de/cm/343/liquids-von-e-zigaretten-koennen-die-gesundheit-beeintraechtigen.pdf
(E-Zigaretten)

https://www.daegfa.de/PatientenPortal/Akupunktur.Akupunktur-Methoden.Laser_Akupunktur.aspx
(Laser Akupunktur)

http://yogapara.info/dejar-de-fumar -(Yoga)

https://www.rauchfrei-info.de
(Informations-Webseite Deutschland)

https://rauchfrei.at
(Informations-Webseite Österreich)

https://europepmc.org/article/med/18715743 – Ferguson SG, Shiffman S. The relevance and treatment of cue-induced cravings in tobacco
(Informations-Webseite)

https://herzstiftung.de/ihre-herzgesundheit/gesund-bleiben/rauchen-aufhoeren/ medikamente
(Informations-Webseite)

https://www.lungenliga.ch/de/die-lungen-schuetzen/tabak-und-nikotin/Rauchstopp-Tag.html
(Informations-Webseite Schweiz)

U.S. Department of Health & Human Services – Centers for Disease Control and Prevention – https://www.cdc.gov/tobacco/about/osh/index.htm
(Informations-Webseite)

https://pubmed.ncbi.nlm.nih.gov/19184325/ Smoking as a precipitating factor for migraine: a survey in medical students – PubMed (nih.gov)
(Informations-Webseite)

Deutsche Rheuma-Liga https://www.rheuma-liga.de
(Informations-Webseite)

https://avicenna-klinik.com/wirbelsaeulenerkrankung/
bandscheibenvorfall/ursachen/
(Informations-Webseite)

https://www.haut.de/gesichtshaut-altert-durch-rau-
chen/
(Informations-Webseite)

https://www.aerzteblatt.de/archiv/18577/Rauchen-wa-
ehrend-der-Schwangerschaft-Neue-Erkenntnisse-zum-
Einfluss-auf-den-Fetus-und-das-neugeborene-Kind
(Informations-Webseite)

https://www.deutschlandfunk.de/gasthoerer-an-unis-
studieren-ohne-leistungsdruck-100.html
(Informations-Webseite)

https://studieren.univie.ac.at/zulassung/ausserordent-
liches-studium/lehrveranstaltungen-aus-interesse-be-
suchen/
(Informations-Webseite)

https://www.kalaidos fh.ch/de-CH/Studiengaenge/
Gasthoerer-Studiumhttps:
(Informations-Webseite)

www.aktion-mensch.de/was-du-tun-kannst/ehrenamt/
engagement-plattform
(Informations-Webseite)

12. Formulare

Diese Formulare sind abrufbar auf meiner Website:
www.fernando-wambier.com.

PROTOKOLL ZUM TÄGLICHEN ZIGARETTENKONSUM				
Datum:				
	Rauchverlangen*		Meine Stimmung	
Uhrzeit	A = Schwaches B = Mittleres C = Starkes D = Sehr starkes	Ort / Situation	vor dem Rauchen	nach dem Rauchen

* Rauchverlangen: A – B = »Unwichtige« Zigarette | C – D = »Wichtige« Zigarette

FAGERSTRÖM-TEST

Wann rauchen Sie nach dem Aufstehen Ihre erste Zigarette?
- ☐ nach 5 Minuten (3 Punkte)
- ☐ nach 6–30 Minuten (2 Punkte)
- ☐ nach 31–60 Minuten (1 Punkt)
- ☐ nach mehr als 60 Minuten (0 Punkte)

Empfinden Sie es als schwierig, an Orten, wo das Rauchen verboten ist, das Rauchen zu unterlassen?
- ☐ ja (1 Punkt)
- ☐ nein (0 Punkte)

Auf welche Zigarette würden Sie nicht verzichten wollen?
- ☐ die Erste am Morgen (1 Punkt)
- ☐ andere (0 Punkte)

Wie viele Zigaretten rauchen Sie im Allgemeinen pro Tag?
- ☐ 31 und mehr (3 Punkte)
- ☐ 21–30 (2 Punkte)
- ☐ 11–20 (1 Punkt)
- ☐ bis 10 (0 Punkte)

Rauchen Sie am Morgen im Allgemeinen mehr als am Rest des Tages?
- ☐ ja (1 Punkt)
- ☐ nein (0 Punkte)

Kommt es vor, dass Sie rauchen, wenn Sie krank sind und tagsüber im Bett bleiben müssen?
☐ ja (1 Punkt)
☐ nein (0 Punkte)

Auswertung des Fagerström-Tests:
Die Gesamtpunktzahl liefert eine zuverlässige Einschätzung der Stärke Ihrer Nikotinabhängigkeit.

- 0–2 Punkte: Geringe Abhängigkeit.
- 3–4 Punkte: Mittlere Abhängigkeit.
- 5–6 Punkte: Starke Abhängigkeit.
- 7–10 Punkte: Sehr starke Abhängigkeit.

Autor

Fernando Wambier, 1952 in Brasilien geboren und aufgewachsen, ist der Urenkel deutscher Auswanderer. Nach einem einjährigen Aufenthalt in Nordamerika lebt er seit 1995 mit seiner Familie in Deutschland.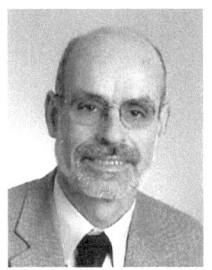

Vielfalt und Vielseitigkeit prägen sein Leben. Im Jahr 2004 gründete er sein eigenes Unternehmen in Deutschland und arbeitet als unabhängiger Berater für Unternehmen aus Lateinamerika und Europa.

Er studierte insgesamt 8 Semester Medizin in Brasilien und Deutschland. Er ist Autor des Buches „Ü40 – Zeit, mit dem Rauchen aufzuhören. Aber wie?", welches 2020 im deutschsprachigen Raum erschien. Im Mittelpunkt dieses Buches stehen die Erfahrungsberichte von 10 ehemaligen Rauchern aus verschiedenen Ländern und Kulturen.

Er hat in Brasilien, Spanien und Deutschland Raucherentwöhnungsseminare für Firmenmitarbeiter und Privatpersonen in Kleingruppen und Einzelcoachings durchgeführt.